エクセル活用
コメディカル統計テキスト

宮城 重二 著

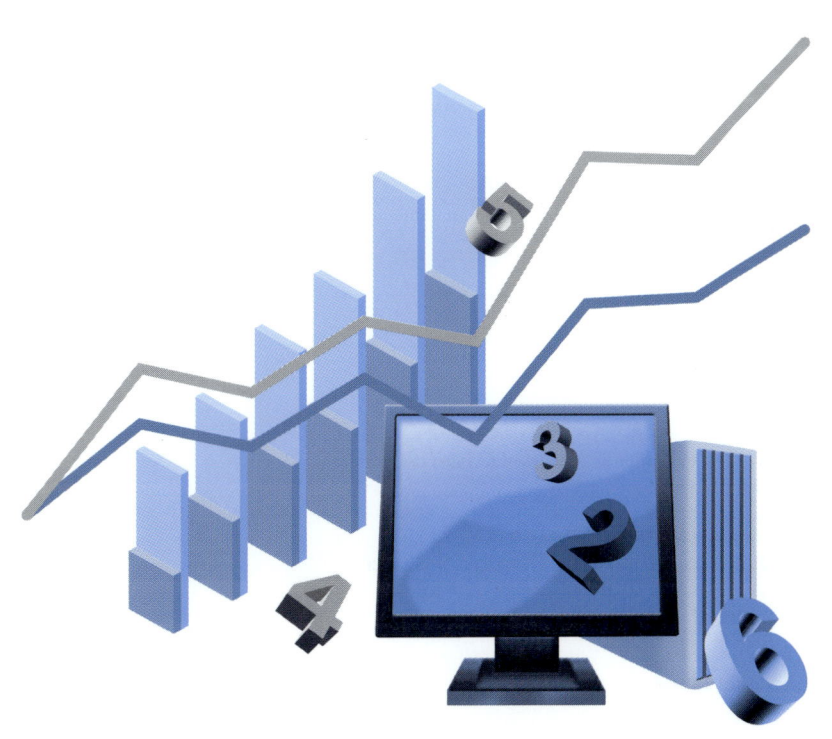

医歯薬出版株式会社

Microsoft Excelは，米国 Microsoft Corporation の米国およびその他
の国における登録商標です．

This book was originally published in Japanese
under the title of :

KOMEDIKARU TOUKEI TEKISUTO
(Statistics Textbook for Comedical Student)

MIYAGI, Shigeji
  Emeritus Professor of Health Administration and Grad. School, Kagawa Nutrition University

© 2009 1st ed.
ISHIYAKU PUBLISHERS, INC.
  7-10, Honkomagome 1 chome, Bunkyo-ku,
  Tokyo 113-8612, Japan

はじめに

　統計学とは「データを取り扱うための技術学」であり，「いろいろな健康現象や社会現象などを統計学的な手法を駆使し，その背景や意味を理解する学問」である．コメディカルの分野では，いろいろな健康現象や社会現象の意味や背景を理解することは重要なことであり，そのための統計学の学習は不可欠である．

　しかし，従来の統計学テキストは，むずかしい数式を多く用いたり，実用例においても計算式の解説に終始したりするものが多い．また，コンピュータの活用においては，いろいろなマニュアル本がたくさん出回っているが，多様な細かい使用解説のものが多いのが現状である．

　本書は，とくにコメディカルの分野における学生，研究者および医療従事者にとって日常業務および調査研究を進めるにおいて必要と思われる統計学の基礎およびその実用例に内容を限定し，できるだけ記号等による数式を避けた．また，図表にはポイントを明示したわかりやすい解説を付記した．

　全4章のうち，第1章を「統計の基礎」とし，統計学の基礎的な考えや手法等を解説した．第2章は「調査票からデータベースの作成まで」，第3章は「データのまとめ方」とし，学生，研究者および医療従事者に必要なデータの収集やまとめ方の実践的な方法を解説した．第4章は「検定・比較の方法」とし，科学的な根拠を持ってデータを使用するための基礎的な知識や多用されている検定および比較の方法を中心に，その実用例を通して学習できるようにした．

　しかも本書は，統計学の基礎およびその実用例に応じて，多機能な表計算ソフト「エクセル」を効率よく使用できるように工夫した．つまり，コンピュータが苦手な人，数式が苦手な人でも使えるように，日常業務および調査研究に必要な「エクセル」の基礎および応用の機能を中心に，その使用手順を図示化してわかりやすく解説した．

　学生から研究者，医療従事者，専門家まで，テキストまたは参考書として広くご活用いただければ幸いである．

2009年9月

宮　城　重　二

◀ 目　次 ▶

はじめに ………………………………………………………………………………… iii

第1章　統計の基礎

1-1　統計学とは …………………………………………………………………… 2
1-2　データと情報 ………………………………………………………………… 2
　(1) データと尺度 ………………………………………………………………… 2
　　　①データとは　　②データの区分け
　(2) 情報とは ……………………………………………………………………… 4
1-3　統計の基礎的数値 …………………………………………………………… 6
　(1) 比率と比 ……………………………………………………………………… 6
　　　①比率（百分率）とは　　②比とは
　(2)「単位」あたりの率 ………………………………………………………… 8
　(3) 指　数 ……………………………………………………………………… 10
　　　①人口指数　　②基準値対比としての指数
1-4　データ整理の基礎 ………………………………………………………… 12
　(1) 実数と比率の意味 ………………………………………………………… 12
　　　①「クロス集計表」の比率算出法　　②誤解を生む比率のみの表示
　　　③「複数回答」の比率の算出法・図示法
　(2) データの再カテゴリー化 ………………………………………………… 18
　　　①再カテゴリー化の方法と意義　　②再カテゴリー化の表示の工夫
1-5　代表値と散布度 …………………………………………………………… 21
　(1) 代 表 値 …………………………………………………………………… 21
　　　①平均値（Mean）　　②中央値・最頻値
　(2) 散 布 度 …………………………………………………………………… 22
　　　①分散・標準偏差　　②四分位偏差　　③変動係数
1-6　データの分布と正規分布 ………………………………………………… 27
　(1) 階級と度数分布表 ………………………………………………………… 27

　　　　①階　　級　　②度数分布表
　　（2）区分基準の活用 ··· *28*
　　　　①人口の階級・区分　　②判定規準の活用-高血圧の例
　　（3）正規分布とは ·· *30*
　　　　①正規分布とその特徴　　②標準正規分布とその応用

1-7 相関・関連と回帰 ··· *35*
　　（1）相関・関連，回帰とは ·· *35*
　　　　①相関・関連とは　　②回帰とは
　　（2）量的データの関係 ··· *35*
　　　　①相関係数　　②回帰直線
　　（3）質的データの関係 ··· *42*
　　　　①φ（ファイ）係数　　②関連係数

1-8 母集団と標本 ··· *43*
　　（1）母集団と標本 ·· *43*
　　　　①母集団・標本とは　　②標本抽出と統計的推論
　　（2）標本抽出法 ··· *44*
　　　　①単純無作為抽出法　　②等間隔抽出法　　③多段抽出法

1-9 エクセルの基礎 ··· *47*
　　（1）エクセルとは ·· *47*
　　　　①エクセルの初期画面および画面構成　　②四則演算子および数式の活用
　　　　③おもな関数一覧
　　（2）エクセル使用の基礎 ·· *50*
　　　　①数式・関数の使用の基礎　　②図・グラフの使用の基礎

第2章　調査票からデータベースの作成まで

2-1 調査の企画・実施手順 ··· *62*
　　（1）調査目標の明確化 ··· *62*
　　　　①記述調査と仮説検証調査　　②記述調査の目標設定
　　　　③仮説検証調査の目標設定
　　（2）調査対象・方法の決定 ·· *64*
　　　　①調査の規模と対象集団　　②調査方法　　③集計要領および集計表

(3) 調査票の作成 ··· *65*
　　　　①作業仮説と質問項目　　②質問の回答形式　　③質問文の作成法
　　　　④調査手引きの作成
　　(4) 調査の実施 ··· *67*
　　(5) 集計・分析 ··· *68*
2-2 データベースの作成 ·· *68*
　　(1) ケースと変数 ··· *68*
　　(2) 調査票と入力ポイント ·· *70*
　　　　①調査票と変数名　　②ID番号　　③データのコード化
2-3 エクセルの応用(1) ··· *72*
　　(1) 入力データのチェック方法 ··· *72*
　　　　①最小値・最大値による方法　　②エラー値の確認・解決法
　　(2) 変数の追加とデータ入力 ·· *72*
　　　　①SUM関数による自覚症状得点の算出・追加　　②数式によるBMIの算出・
　　　　追加　　③並び替えによるBMIの3区分

第3章　データのまとめ方
3-1　1変数のまとめ方 ·· *78*
　　(1) 質的データのまとめ方 ·· *78*
　　　　①度数および比率・比による単純集計　　②再カテゴリー化によるカテゴリー
　　　　整理
　　(2) 量的データのまとめ方 ·· *81*
　　　　①平均値・標準偏差によるまとめ　　②階級およびカテゴリーによるまとめ
　　(3) データの変換方法 ··· *82*
　　　　①量的データから質的データへの変換　　②質的データの数量化
3-2　2変数のまとめ方 ·· *83*
　　(1) 質的データのまとめ方 ·· *83*
　　　　①度数および比率によるクロス集計　　②クロス集計の「比率」比較
　　　　③φ係数・関連係数によるまとめ
　　(2) 量的データのまとめ方 ·· *86*
　　　　①カテゴリー別平均値または比率によるまとめ　　②クロス集計の「単位あたり

比率」比較　　③相関係数によるまとめ
- **3-3 エクセルの応用（2）** ……………………………………………………… *92*
  - (1) ピポットテーブルの形式と集計方法 ………………………………… *92*
  - (2) ピポットテーブルによるクロス集計 …………………………………… *92*
    - ①質的データのクロス集計（実数・％）　②量的データのクロス集計（平均値）

第4章　検定・比較の方法

- **4-1 仮説検定の考え方** ……………………………………………………… *100*
  - (1) 統計的仮説とは ………………………………………………………… *100*
    - ①帰無仮説と対立仮説　②なぜ帰無仮説か
  - (2) 危険率と自由度 ………………………………………………………… *101*
    - ①危険率（有意水準）　②自　由　度
  - (3) 検定の基本的手順 ……………………………………………………… *102*
  - (4) 両側検定と片側検定 …………………………………………………… *103*
- **4-2 単純集計・クロス集計の検定** ………………………………………… *104*
  - (1) 単純集計の検定（適合度の検定）：χ^2検定 ……………………… *104*
    - ①理論分布との適合度の検定　②基準分布との適合度の検定
  - (2) クロス集計の検定（独立性の検定）：χ^2検定 …………………… *108*
    - ①2×2表の独立性の検定　②$m \times n$表の独立性の検定
- **4-3 平均値に関する検定** …………………………………………………… *116*
  - (1) 標本平均と母平均の差の検定：t検定 ……………………………… *116*
    - ①t分布表によるt検定　②標準正規分布表によるz検定
  - (2) 対応のない2標本の平均値の差の検定 ……………………………… *118*
    - ①等分散の検定：F検定　②分散が等しい場合：t検定
- **4-4 相関係数に関する検定（t検定）** …………………………………… *123*
- **4-5 対応のある2標本に関する検定：効果判定** ………………………… *125*
  - (1) 2つの平均値の差の検定：t検定 …………………………………… *125*
  - (2) 2つの比率の差の検定：マクネマーの検定 ………………………… *128*
- **4-6 危険因子の比較・推定** ………………………………………………… *130*
  - (1) 相対危険（リスク比） ………………………………………………… *130*
  - (2) オッズ比 ………………………………………………………………… *131*

付　表

付表1　χ^2分布表 ··· 134

付表2　t分布表 ·· 135

付表3　標準正規分布表 ··· 136

付表4-1　F分布表（5%点）·· 137

付表4-2　F分布表（1%点）·· 138

索　引 ·· 139

One Point ①　「順序尺度」でどの方向に数値を選択するか？　5
One Point ②　「学力テスト」はマイナス点が取れるの？　6
One Point ③　構成比率と構成比は違うの？　11
One Point ④　交通事故は血液型別ではA型に多いか？　20
One Point ⑤　母標準偏差か標本標準偏差か　26
One Point ⑥　標準偏差・四分位偏差による区分け　34
One Point ⑦　偏差値はどう求めるか？　34
One Point ⑧　肥満者は常に摂取エネルギーが多いのか？　37
One Point ⑨　正の相関が負の相関に？　41
One Point ⑩　置換のコツ　57
One Point ⑪　コレステロール値の高い子にどう対応する？　90
One Point ⑫　砂糖輸入量とでき死者数は関連がある？　91
One Point ⑬　有意性の判断は？　104
One Point ⑭　エクセル統計を用いた適合度の検定　108
One Point ⑮　エクセル統計を用いた独立性の検定　113
One Point ⑯　比率と有意性　114
One Point ⑰　交絡要因と有意性　115
One Point ⑱　エクセル統計を用いた標本平均と母平均の差の検定　121
One Point ⑲　分散が等しくない場合：ウェルチ（Welch）法　122
One Point ⑳　エクセル統計を用いた相関行列　124
One Point ㉑　対応のある2標本の平均値の差の検定　127
One Point ㉒　エクセル統計を用いたマクネマー検定　129

第1章

統計の基礎

1-1 統計学とは

　情報とはデータに割りあてた意味であり，データに意味づけをすることによって，それが情報となる．私たちは，周りのいろいろな社会現象や健康現象などをデータとして具現化し，その意味づけをし，それらデータおよび情報を利用しながら日常生活を営んでいる．

　統計学とは「データを取り扱うための技術学」であり，「いろいろな社会現象や健康現象などを統計学的な手法を駆使して，その背景や意味を理解する学問」であるといえる．「データを取り扱う」ということは，データに意味づけをするということであり，そのプロセスはおおむね次の3段階に分けられる．
　①データの収集
　②収集したデータの整理
　③整理したデータの解析・意味づけ

1-2 データと情報

(1) データと尺度
1 データとは

　データとは「ある要素をあるものさしで測定し表現したもの，あるいはそれを分析した結果」である．たとえば，ある3人の身長を「cm」という単位のものさしで測定する．Aさんが160cm，Bさんが170cm，Cさんが180cmであったとすると，これらの数値がデータ（測定した結果）である．また，その3人の平均値170cm（分析した結果）もデータである．

2 データの区分け

　データを比較したり分析したりする場合，取り扱うデータがどんな特性を持つものかを知っておく必要がある．データはその特性によって，**図1-1**のように区分けされる．

　データを区分けする基準は，まず，データが質的データか，量的データかということである．**質的データ**は，性別やある設問での「はい」「いいえ」などのように，ある特性を表すものである．この場合の選択肢を**カテゴリー**というが，質的データとはカテゴリーに分類されるデータということができる．一方，**量的データ**は年齢や身長などのように，あるものさしによって測られたもので数値が意味を持つものである．

　データはさらに4つの尺度に細分される．**尺度**とは，データに何らかの数値を対応させる基準であるが，質的データは名義尺度と順序尺度，量的データは間隔尺度と比尺度に細分される．

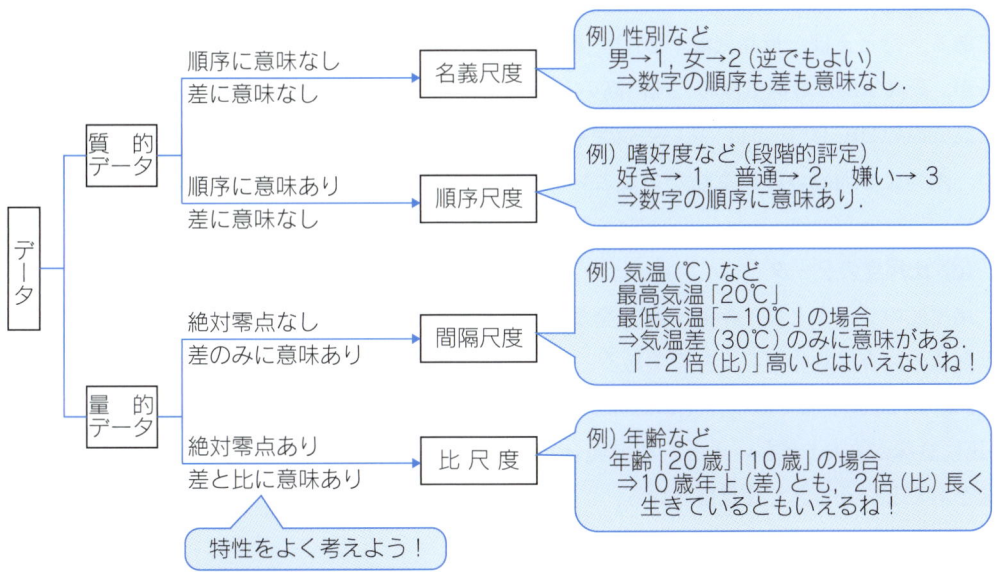

図 1-1 データの区分

(a) 名義尺度のデータ

たとえば，性別のデータを扱う際に男性を「1」，女性を「2」としたり，ある設問ではいを「1」，いいえを「2」というように数値を対応させることがある．この場合，単に男性は「1」にしよう，女性は「2」にしようということであり，逆でもよい．しかも，その数値の大きさに何の意味もない．したがって，「1」「2」の数字の順序やその差にはまったく意味はない．この場合の数値は，その特性の違いを示すための目印として用いるだけであり，算術計算で使う数字とは異なり，目印としての意味ということで**名義尺度**という．

(b) 順序尺度のデータ

対人評価や嗜好調査などによって得られるデータの場合を考える．ある栄養調査で食物の嗜好度を調査したとしよう．たとえば，「魚は好きですか」という質問で，「好き」「普通」「嫌い」のいずれかを選択させるとする．そして，好きに「1」，普通に「2」，嫌いに「3」を対応させる．つまり，「嫌い」な方へ数値が高くなるようにする．逆に「好き」な方へ数値を高くすることもできる．この場合，「好き」から「嫌い」まで，その程度が同じ間隔である保証はなく，「好き」または「嫌い」に「5」を与えてもよい．各カテゴリーに与えられる数値の差には意味はない．しかし，その大きさの順序には意味がある．順序に意味があるということで**順序尺度**という (p.5, **One Point** ①を参照)．

(c) 間隔尺度のデータ

間隔尺度のデータには，気温 (℃) や学力テストの成績などが該当する．この場合，マイナ

スの数字を取り得るので,「ゼロ」は絶対的なものではない.つまり,絶対零点なしのデータである.たとえば,最高気温が20℃,最低気温が10℃であるとしよう.気温差は10℃といえるが,最高気温は最低気温の"2倍"高いとは言えない(とくに,最低気温が−10℃だとすれば,最高気温の20℃は"−2倍"高いと言えないのは明らかである).したがって,比には意味がない.差つまり間隔のみに意味があるということから**間隔尺度**という(p.6, **One Point** ②を参照).

(d) 比尺度のデータ

比尺度のデータとは,年齢や身長などのように絶対零点があり(マイナス数値が取れない),差と比の両方に意味があるものである.たとえば,年齢であるが,Aさん(30歳)はBさん(10歳)より「20歳年上である」(差に意味がある)とも,AさんはBさんより「3倍長く生きている」(比に意味がある)ともいえる.この場合,差と比のいずれにも意味があるが,とくに比に意味があるということで**比尺度**という.

(2) 情報とは

データとは「ある要素(対象)をあるものさしで測定したもの,あるいはそれを分析した結果」であり,**情報**とは「データに割りあてられた意味」である.データに意味づけをするには,いくつかのデータが組み合わされる必要がある.つまり,情報とはいくつかのデータで構成されるものである.

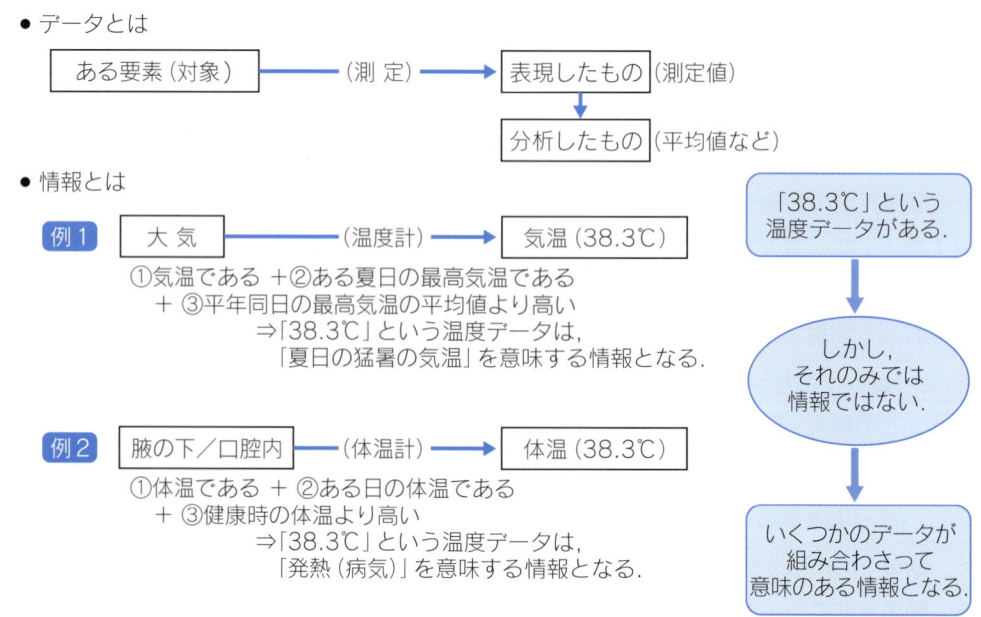

図1-2 データと情報

たとえば，温度を考えてみよう（図1-2）．ここに，「38.3℃」という温度データがある．これは，あるものを「摂氏（℃）」という単位を持つものさし（温度計）で測定したものなので，データである．また，それらの値を分析した結果，たとえば平均温度もデータである．しかし，それが何の温度か分からず，ただ数字だけでは意味をもたない．

温度にはいろいろなものがある．大気（対象）を温度計で測定したものが気温「38.3℃」である．それが，①気温である，②ある夏日の最高気温である，③平年同日の最高気温の平均値より高い，というデータが組み合わされると，「38.3℃」という温度データは「夏日の猛暑の気温」を意味する情報となる．また，人の腋の下もしくは口腔内を体温計で測定したものが「38.3℃」であれば，体温「38.3℃」となる．それが，①体温である，②ある日の体温である，③健康時の体温より高い，というデータが組み合わされると，「38.3℃」という温度データは「発熱（病気）」を意味する情報となる．

One Point ①
「順序尺度」でどの方向に数値を選択するか？

質問）魚は好きですか（該当するものに○を）．
　　　　1. 好き　　　　2. 普通　　　　3. 嫌い

選択肢の番号は，この質問の選択肢のように左から右へ連番でつけるのが一般的である．この場合，選択肢の番号をそのまま利用すれば，「嫌い」な方へ数値が高い順序尺度となる．

しかし，「好き」な方へ数値が高い順序尺度にするにはどうすればよいか．調査前なら，選択肢を「1. 嫌い　2. 普通　3. 好き」と入れ替えるとよい．しかし調査後なら，選択肢の番号をそのまま入力し，データベース作成の時点で「データ置換」をする（エクセルを用いたデータ置換の方法はp.55を参照）．

順序尺度においては，どの方向へ数値を高くするかが重要であり，その数値を得点化して利用する場合がある．とくに得点化を前提とする場合は，問題または課題として強調したい方へ数値を高くするとよい．

たとえば，ストレスの実感度調査を「ほとんど感じない」，「時々感じる」，「いつも感じる」という3選択肢で聞いたとする．この場合は，「いつも感じる」方へ数値を高くするのが一般的である．そうすれば，得点が高いほどストレス度が高いという解釈ができる．

One Point ②
「学力テスト」はマイナス点が取れるの？

　学力テストの成績は最低点が0点であり，マイナス点は取れないから，「0点」は絶対零点である．だから，学力テストの成績の「0点」は絶対零点ではないということに疑問をいだく人がいるだろう．

　では，0点〜100点の「50点」と，−50点〜50点の「0点」は違うだろうか．いや，まったく同じである．成績評価において最低点「0点」とする評価法は分かりやすいし，最低点「0点」とし，加点法での評価法を慣例としているだけである．マイナス点へ減点法で評価することも可能である．したがって，学力テストの成績は「0」が絶対零点ではない間隔尺度である．

1-3　統計の基礎的数値

(1) 比率と比
比率と比は最もよく用いられる指標である．その違いをしっかり理解しておこう．
1 比率（百分率）とは
比率（rate）とは，あるカテゴリーの全体に対する割合であり，

$$\text{あるカテゴリーの「比率」} = \frac{\text{あるカテゴリーの数}}{\text{全体の数}}$$

によって求めることができる．その範囲は「0≦比率≦1」となる．それに100を掛ければ百分率（％）となり，この場合の範囲は「0≦百分率≦100」となる．

　比率では，分母は全体の数なので，分子のカテゴリーが分母に含まれる（後述する「比」では，分子は分母に含まれない）．なお，「割合」「頻度」という言い方も日常的に多用されるが，比率と同義である．

　表1-1は，国民の性・年齢階級別肥満度（BMI）の状況をみたものである．肥満度はBMI[※1]によって「やせ」「普通」「肥満」の3つに区分する．表中の「やせ」「普通」「肥満」の比率は，総数を分母とし，それぞれのカテゴリーの人数を分子として算出する（エクセルを用いた比率計算はp.51 EX 図5を参照）．その結果，表中の①②③に示した性別・年齢別特徴が読み取れる．

[※1] BMI（Body Mass Index）＝（体重 kg）/（身長 m）^{2}
　　やせ：BMI＜18.5，普通：18.5≦BMI＜25，肥満：25≦BMI

表1-1 性・年齢階級別肥満度の状況（%）

		総数（実数）	やせ	普通	肥満
	総　数	100.0 (2,782)	4.8	67.5	① 27.7
	15〜19歳	100.0 (138)	② 15.2	73.2	11.6
	20〜29歳	100.0 (278)	7.2	73.0	19.8
男	30〜39歳	100.0 (375)	5.1	68.3	26.7
	40〜49歳	100.0 (372)	2.4	63.4	③ 34.1
	50〜59歳	100.0 (488)	4.3	64.3	③ 31.4
	60〜69歳	100.0 (547)	2.8	66.5	③ 30.7
	70歳以上	100.0 (584)	5.0	69.0	26.0
	総　数	100.0 (3,423)	① 10.1	68.5	21.4
	15〜19歳	100.0 (150)	12.7	78.0	9.3
	20〜29歳	100.0 (288)	② 22.6	71.9	5.6
女	30〜39歳	100.0 (441)	② 20.0	65.8	14.3
	40〜49歳	100.0 (487)	8.0	72.7	19.3
	50〜59歳	100.0 (620)	4.7	71.5	23.9
	60〜69歳	100.0 (689)	5.4	65.6	③ 29.0
	70歳以上	100.0 (748)	9.0	64.6	③ 26.5

(厚生労働省：平成17年国民健康・栄養調査報告.)

> 比率（%）は「総数」を分母にし，各カテゴリー（やせ・普通・肥満）を分子にして算出するよ！

> ①男女比較では，肥満は男性に多く，やせは女性に多い．
>
> ②年齢階級別には，やせは若年者ほど多く，特に若年女性で多い．
>
> ③肥満は，中年男性で多く，女性は高齢者で多い．

2 比とは

比（ratio）とは，異なるカテゴリーがある場合，基準カテゴリー（分母）に対するあるカテゴリー（分子）の割合であり，

$$\text{あるカテゴリーの「比」} = \frac{\text{あるカテゴリーの数（比率）}}{\text{基準カテゴリーの数（比率）}}$$

で算出する．

とくに「**性比（男女比）**」という場合は，

$$\text{性比（男女比）} = \frac{\text{男性の人数（比率）}}{\text{女性の人数（比率）}}$$

と，女性の人数（比率）を分母とし，男性の人数（比率）を分子にとることが慣例である．

比では，分子のカテゴリーは分母に含まれず，分子・分母のカテゴリーは別々のものである．そして，比は基準カテゴリー（分母）に対するあるカテゴリー（分子）の大小の程度を示すものである．

ちなみに，男性の比率（%）という場合は，

$$\text{男性の比率（%）} = \frac{\text{男性の人数（比率）}}{\text{全体（男性＋女性）の人数（比率）}}$$

となり，分母の中に分子が含まれる．

なお，比や性比は100倍にして使うことがあるが，この場合，「分母（女性）100人に対して，分子（男性）が何人である」という意味となる．

表1-2 性別出生数および性比の推移

	昭35年('60)	45年('70)	55年('80)	平2年('90)	12年('00)	17年('05)
男児出生数	824,761	1,000,403	811,418	626,971	612,148	545,032
女児出生数	781,280	933,836	765,471	594,614	578,399	517,498
性比(男/女) 女=100	105.6	107.1	106.0	105.4	105.8	105.3

(厚生労働省:人口動態統計.より性比を算出)

①比の算出は,女児数を分母に男児数を分子にする.
(性比では女を分母とする)
②分母に分子は含まない.

「女=100」なので女児100人に対し男児は105～107人と多く生まれる.

表1-2は,わが国の性別出生数および性比の推移をみたものである.出生性比は,女児100人に対して,男児約106人で推移していることがわかる.

なお,比率と比は同義で使われる場合もある(p.11,One Point③を参照).

(2)「単位」あたりの率

「単位」あたりの率という場合,単位を何にするかが個々の指標で決まっている.表1-3は,人口動態統計でよく用いられるおもな「単位」あたりの率である.たとえば,出生率,死亡率の場合は,「人口」を単位とし,人口千対の数値で表示される.

また,乳児死亡率,新生児死亡率の場合は,「出生数」を単位とし,出生千対の数値で表示される.

さらに,死産率,周産期死亡率の場合は,「出生数+死産数」(「出産数」という)を単位とし,出産千対の数値で表示される.なお,妊産婦死亡率は出産10万対で表示するが,国際比較では分母を「出生数」としている.また,死産率と周産期死亡率では死産の妊娠週数が違う点は要注意である.このような場合は,一般に説明が付記される.

表1-4は,わが国のおもな人口動態統計の実数と「単位」あたりの率の推移をみたものである.この表から人口動態統計における「単位」あたりの率の推移の特徴が読み取れるが,付記にも注意をはらう必要がある.

表1-3 「単位」あたりの率（人口動態統計）

- 「人口」あたりの率

  ① 出生率 $= \dfrac{\text{出生数}}{\text{人口}} \times 1{,}000$ ② 死亡率 $= \dfrac{\text{死亡数}}{\text{人口}} \times 1{,}000$

- 「出生数」あたりの率

  ③ 乳児死亡率 $= \dfrac{\text{乳児死亡数}}{\text{出生数}} \times 1{,}000$ ＊乳児：生後1歳未満児

  ④ 新生児死亡率 $= \dfrac{\text{新生児死亡数}}{\text{出生数}} \times 1{,}000$ ＊新生児：生後4週未満児

- 「出生数＋死産数」（出産数）あたりの率

  ⑤ 妊産婦死亡率 $= \dfrac{\text{妊産婦死亡数}}{\text{出生数＋死産数}} \times 100{,}000$

  ＊国際比較では，分母を出生数のみとする．死産数の把握ができない国があるからである．

  ⑥ 死産率 $= \dfrac{\text{死産数}}{\text{出生数＋死産数}} \times 1{,}000$

  注）死産：妊娠満12週以後の死産である．

  ⑦ 周産期死亡率 $= \dfrac{\text{死産数＋早期新生児死亡数}}{\text{出生数＋死産数}} \times 1{,}000$

  注）死産：妊娠満22週以後の死産である． ＊早期新生児：生後1週未満児

> ⑤は分母に死産数を含める場合と含めない場合がある．

> ⑥⑦では同じ死産でも死亡の妊娠週数が違う．

表1-4 わが国の主な人口動態統計の推移

(一部略)

年次	出生数	死亡数	乳児死亡数	死産数	周産期死亡数
昭和55年('80)	1,576,889	722,801	11,841	77,446	32,422
平成2年('90)	1,221,585	820,305	5,616	53,892	13,704
12年('00)	1,190,547	961,653	3,830	38,393	6,881
17年('05)	1,062,530	1,083,796	2,958	31,818	5,149

年次	出生率（人口千対）	死亡率（人口千対）	乳児死亡率（出生千対）	死産率（出産1)千対）	周産期死亡率（出産2)千対）
昭和55年('80)	13.6	6.2	7.5	46.8	20.2
平成2年('90)	10.0	6.7	4.6	42.3	11.1
12年('00)	9.5	7.7	3.2	31.2	5.8
17年('05)	8.4	8.6	2.8	29.1	4.8

注：1) 出産＝出生＋死産（妊娠満12週以後の死児の出産）
2) 出産＝出生＋死産（妊娠満22週以降の死児の出産）

(厚生労働省：人口動態統計.)

> 付記のある図表では，その付記に注意をはらうこと

> 「出産＝出生＋死産」だが，死産の妊娠週数の違いに要注意！

(3) 指数

「指数」は，基準値に対する増減および多少の程度を示す指標である．

1 人口指数

人口区分のひとつに，**年少人口**（0～14歳），**生産年齢人口**（15～64歳），**老年人口**（65歳以上）という「年齢3区分」が慣例化している．そして，この「年齢3区分」によって，年少人口指数，老年人口指数，従属人口指数，老年化指数という4つの人口指数が算出される（**表1-5**）．これらの人口指数は，分子・分母が別々であるので前記した「比」の意味を示し，表中に記した意味をもつものである．

表 1-5 人口指数

年齢3区分
・年少人口：0～14歳　　・生産年齢人口：15～64歳　　・老年人口：65歳以上

人口指数

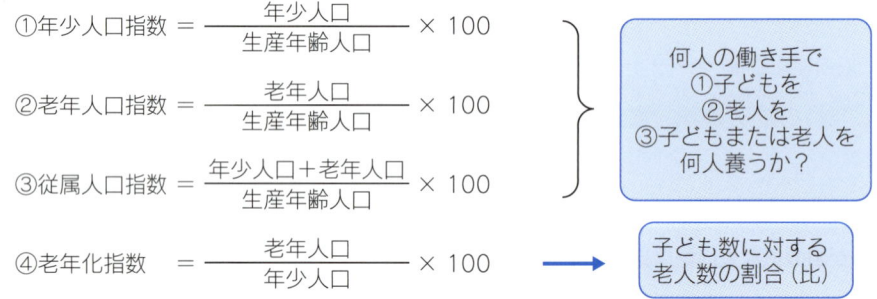

2 基準値対比としての指数

表1-6は，都道府県別の人口10万対医師・歯科医師・薬剤師数と，さらに，それを「全国値＝100」とした指数で比較したものである．医師数についてみると，全国値より東京都は約3割高く，青森県は約2割低いことがわかる．ここでは，全国値を基準値とする基準値対比としての「指数」で比較している．このような場合の「指数」は次式で算出される．

$$指数 = \frac{比較されるもの}{比較の基準となるもの} \times (100 \text{などの一定倍率})$$

この指数（比）は，基準とする分母に対し，分子がどの程度高いか低いかを示すものである．

表1-6 人口10万対医師・歯科医師・薬剤師数および指数

	率（人口10万対）			指数（全国＝100）		
	医師	歯科医師	薬剤師	医師	歯科医師	薬剤師
全国	206.3	74.0	136.4	100.0	100.0	100.0
北海道	206.7	75.9	134.9	100.2	102.6	98.9
青森	170.5	53.3	102.4	82.6	72.0	75.1
……	……	……	……	……	……	……
東京	265.5	117.1	172.0	128.7	158.2	126.1
……	……	……	……	……	……	……
鹿児島	220.8	67.4	123.8	107.0	91.1	90.8
沖縄	208.3	53.9	111.0	101.0	72.8	81.4

（厚生労働省：平成18年医師・歯科医師・薬剤師調査．）

「全国＝100」を基準として全国値よりどの程度多いか少ないかが判断できる！

One Point ③

構成比率と構成比は違うの？

構成比率は，全体（総数）を構成する各カテゴリーの比率という意味であり，単に比率といってもよい．また，構成割合という表記も同義である．

図1-3は，わが国の総摂取エネルギーに占めるたんぱく質，脂質，炭水化物の摂取構成比の推移を示したものである．わが国では，総摂取エネルギーに占める脂質エネルギー比率は20～25％が適正値として推奨されている．

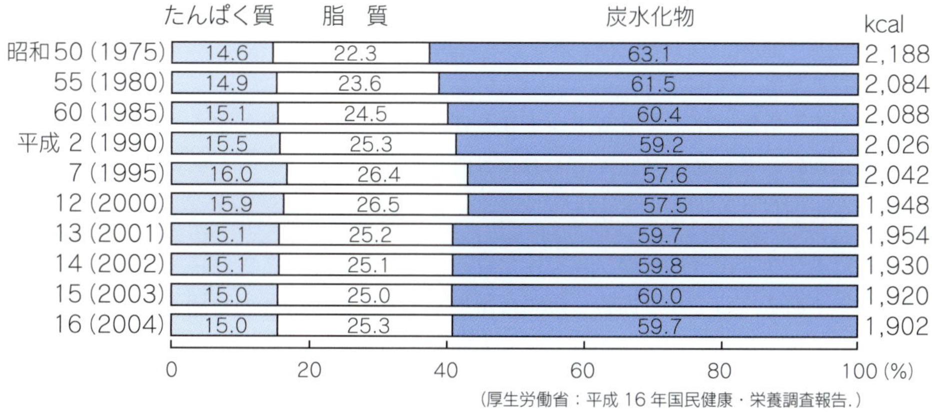

	たんぱく質	脂質	炭水化物	kcal
昭和50（1975）	14.6	22.3	63.1	2,188
55（1980）	14.9	23.6	61.5	2,084
60（1985）	15.1	24.5	60.4	2,088
平成2（1990）	15.5	25.3	59.2	2,026
7（1995）	16.0	26.4	57.6	2,042
12（2000）	15.9	26.5	57.5	1,948
13（2001）	15.1	25.2	59.7	1,954
14（2002）	15.1	25.1	59.8	1,930
15（2003）	15.0	25.0	60.0	1,920
16（2004）	15.0	25.3	59.7	1,902

（厚生労働省：平成16年国民健康・栄養調査報告．）

図1-3 エネルギーの栄養素別摂取構成比（年次推移）

ここで，構成比と表記されているが，分母が総摂取エネルギーであるので，構成比率（％）と同義である．時に「脂質エネルギー比」という表記をみることがあるが，構成比に準じて表記したものであろう．あるいは，「脂質エネルギー比」という表記は，「fat energy ratio」の「ratio」を「比」と訳したのであろうが，「ratio」には「比」という意味のみではなく，「比率」という意味もある．したがって，分母が総摂取エネルギーであることを考えれば，「脂質エネルギー比率」とし，「…比率」という表記で統一したいものである．

1-4 データ整理の基礎

(1) 実数と比率の意味

われわれがデータを整理するのは，そのデータから何かを読み取るためである．「データを読む」ということは，データの意味することを判断することである．

ところが，実数と比率の関係，比率算出における実数および分子・分母の関係をよく理解していないと，データの意味を正しく読み取れない．また，比率のみでは誤解を生むことがある．ここで，実数と比率の意味を考えてみよう．

1 「クロス集計表」の比率算出法

データの意味することを比較・判断するとき，実数だけでは困難な場合がある．この場合，比率を表示すると，比較が容易で，その意味をうまく読み取れる．比率を取るということは，比較・判断の基礎的な手法である．クロス集計表では，比率はヨコでもタテでも算出可能であるが，ここでは，クロス集計表における正しい比率の取り方を考えてみよう．

(a)「ヨコ」または「タテ」のみしか取れない比率

例えば，250人の集団（男性90人，女性160人）に対して，食品の嗜好調査をしたとする．そして，その設問中に「あなたは肉類と魚類のうち，どちらが好きですか」という設問があり，その結果をクロス集計表でまとめる（**表1-7**）．さて，この例では比率をヨコにとるべきかタテにとるべきかを考えてみよう．

①性別に肉類と魚類の比率を取る：つまり，ヨコに比率を取ったとする．すると，男女とも魚類より肉類を好む者が多いということが読み取れる．

②肉類・魚類別に男女の比率を取る：つまり，タテに比率を取ったとする．すると，肉類・魚類とも男性より女性が多いということになる．しかし，ここでタテに比率を取ることの誤りに気づくべきである．つまり，肉類・魚類は選択肢である．肉好きの集団・魚好きの集団での性別割合をみることになるが，人数はもともと男性より女性が2倍近く多い，ということに気づく必要がある．

(b)「タテ」「ヨコ」のいずれも取れる比率

表1-8は，某中学校における1・2・3年生の人数を性別学年別にまとめたものである．この例では，性別集団（男子・女子），学年別集団（1年生・2年生・3年生）という言い方ができる．したがって，タテ・ヨコの両方向に比率がとれる．つまり，性別学年別比率（タテ），学年別性別比率（ヨコ）が算出できる（エクセルを用いた合計の計算はp.53 (EX)図7，(EX)図8を参照）．

実際のデータのまとめにあたっては，まず単純集計し，その単純集計の結果からある一定の情報を読みとる．その上で，クロス集計を行うことが大切である．

1-4 データ整理の基礎

表 1-7 性別 肉類・魚類の嗜好状況

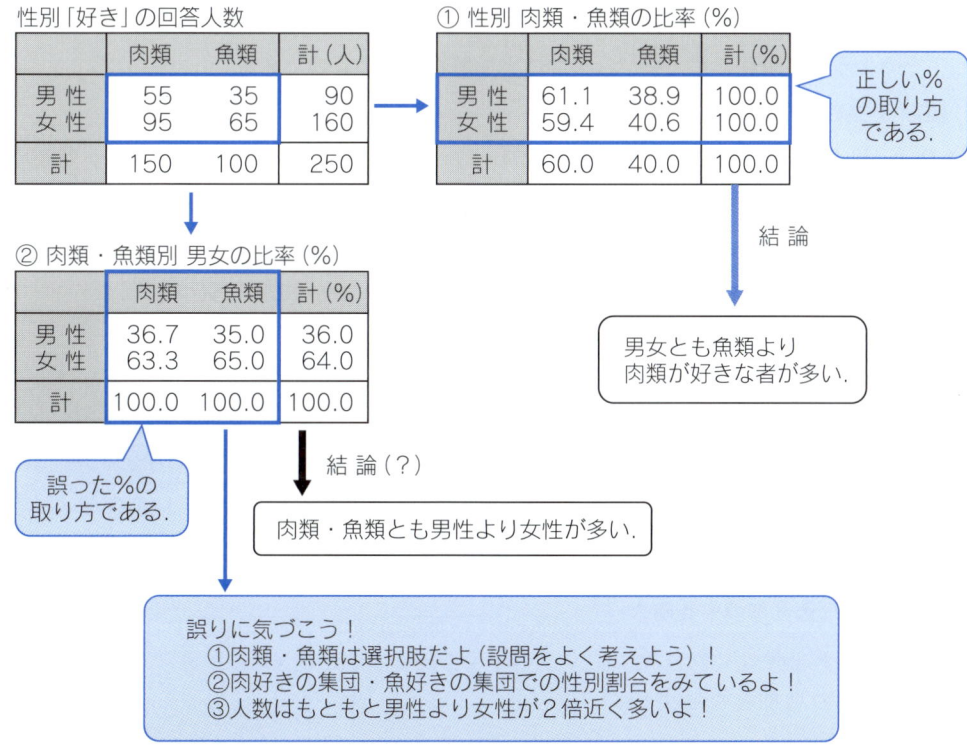

表 1-8 性別学年別 生徒数（実数・%）

性別学年	男子 人数	(%)	女子 人数	(%)	計 人数	(%)
1年生 (%)	54 47.4	30.0 52.6	60	31.6	114 100.0	30.8
2年生 (%)	58 47.5	32.2 52.5	64	33.7	122 100.0	33.0
3年生 (%)	68 50.7	37.8 49.3	66	34.7	134 100.0	36.2
計 (%)	180 48.6	100.0 51.4	190	100.0	370 100.0	100.0

少子化の影響？

3年生ではなぜ男子が女子より多い？

表1-8では計の欄が単純集計の結果であり，その結果から次の点が読みとれる．つまり，学年別比率から低学年ほど人数が少なく比率も低くなっている．これは少子化の影響だろうか．クロス集計の結果をみると，男女とも同様な傾向がある．やはり少子化の影響かなと考えられる．一方，性別比率の単純集計の結果から男子より女子が多いことが分かる．なぜだろうか？しかし，クロス集計の結果をみると，3年生において逆に女子より男子が多くなる．なぜだろうか？そのような問題点を考えながら集計結果を解釈していくのである．

2 誤解を生む比率のみの表示

表1-9は，車のセールスマンの営業成績を先月・今月で比較したものである．ここで，営業成績の増加率のみが表示されていたとしよう．すると，誰もがAさんよりBさんが有能なセールスマンとしてみるであろう．しかし，営業成績の実数をみてみるとどうだろうか．今度はAさんがベテランのセールスマンで，Bさんは新米のセールスマンであることに気づく．

表1-10は，家計調査年報（総務庁）から，東京都区部と青森市における年間1世帯あたりの牛乳購入量および10年間（1982-1992年）の増加率をみたものである．ここでも，たまたま増加率のみをみたとしよう．すると，東京都区部の牛乳購入量は，10年間で約1割増であるが，青森市は約2割の増加となっている．

牛乳は，蛋白質やカルシウム源として過不足なく摂取することが必要である．日本人はもともと牛乳の摂取量が少なかったことから，その摂取量の増加は望ましいことである．したがって，増加率の高い青森市の方がよいと判断されるであろう．

しかし，摂取量をみてみると，青森市の1992年の摂取量は，東京都区部の10年前（1982年）の値にも達していないということがわかる．青森市はもっと積極的に牛乳を飲むべきだとの判断ができよう．

表 1-9　セールスマンの営業成績

（車の売り上げ台数）

セールスマン	先月	今月	増加率
A さん	10	14	140.0%
B さん	2	4	200.0%

実数と比率を併記すれば，AさんがベテランBさんが新米だとわかる！

比率（増加率）のみの表示ではBさんがAさんより頑張ったとなる．しかし……

表 1-10　1世帯当たりの年間牛乳購入量

（総務庁：家計調査年報.）（単位：l）

地　区	1982	1992	増加率
東京都区部	104.5	116.2	111.2%
青　森　市	75.8	92.3	121.8%

実数（購入量）をみると青森市はまだ都区部の10年前の値にも達しないよ！

比率（増加率）のみをみると青森市が都区部より増加させたとなる．しかし……

比率で表示することで，データの意味を読みとりやすくなるが，比率のみの表示では誤解をまねきやすく，実数をも併記しないと，正しい意味づけができない場合があることに留意すべきである．

3 「複数回答」の比率の算出法・図示法

ある設問で，その回答の選択肢が複数あり，該当するものには「いくつでも○をして下さい」または「いくつまで○をして下さい」という場合，これを複数回答の設問という．**図1-4**は，児童・生徒の自覚症状に関する複数回答の結果を示したものである．複数回答の結果をまとめるにあたって，まず，以下の点が問題となる．

> ①各選択肢の比率算出にあたって，分母は実人数にすべきか，回答総数にすべきか．
> ②その比率の図示は，棒グラフで図示すべきか，帯グラフまたは円グラフで図示すべきか．

結論からいうと，①では分母を**実人数**にする（決して回答総数にしてはいけない）．そして，②では**棒グラフ**で図示しなければならない．

ただし，実人数を分母にした各選択肢（自覚症状）の比率の合計は100％を超えることもある（たとえば，1人平均2つの自覚症状に○をしていれば，その比率の合計は200％となる）．そこで，次のような疑問が起こるであろう．

> ①比率の合計は100％となるべきであり，100％以上になるのはおかしいのではないか．
> ②なぜ棒グラフで図示すべきなのか．

まず，①については，各選択肢（自覚症状）ごとに，それぞれ「あり」と「なし」があり，この合計が100％となっていると考える．

そして，②については，各選択肢（自覚症状）とも，まず「あり」と「なし」の比率をそれぞれ帯グラフ（ここではタテ帯グラフ）で示すと考える（**図1-5**）．しかし，「なし」の比率の部分はなくてもよい．すると，「あり」の比率の部分のみが棒グラフとして図示される（エクセルを用いた棒グラフの作成はp.56 **EX** 図11を参照）．

ではここで，

> 複数回答の比率算出では，なぜ回答総数を分母（100％）にしてはいけないのか．

ということを考えてみよう．まず「％表示」の意味を考えよう．たとえば，200人の対象者に複数回答で持病調査をしたとする．そして，回答総数が400個あったとし（1人平均2個の持病があることになる），たまたま高血圧症であると回答した者が40人いたとする．このとき，実

16　第1章　統計の基礎

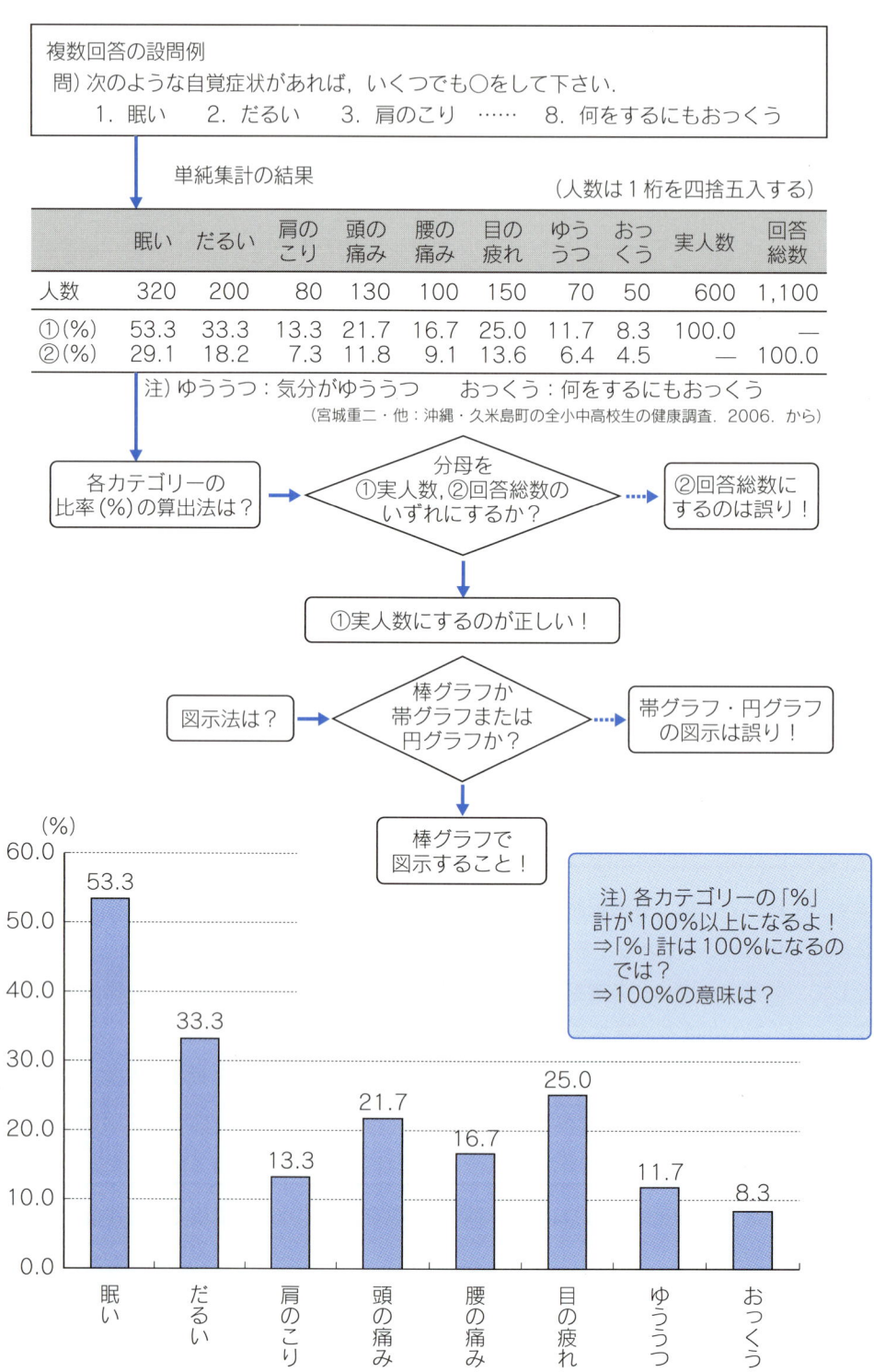

図1-4　複数回答の比率算出法および図示法

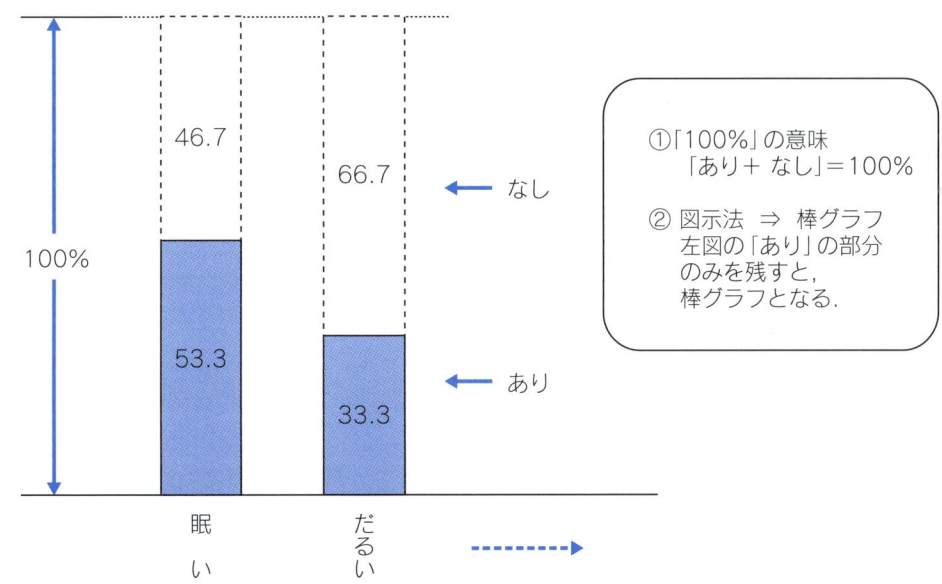

図 1-5 「100%」の意味と図示法（複数回答の場合）

人数と回答総数をそれぞれに分母（100%）とした高血圧症の比率は20%，10%となる．

　ここで，回答総数を分母（100%）とした「10%」の意味を考えてみよう．高血圧症の比率が「10%」という場合，100人いたとすると10人ということであり，200人いれば20人という意味である．しかし，ここでの例では，対象者は200人であったが，高血圧症であると回答した者は20人であったのであろうか．いや40人いるのである．％表示の意味に基づいて考えれば，複数回答の場合，回答総数を分母（100%）にすべきではないことも理解できよう．

［実人数を分母にした場合］	［回答総数を分母にした場合］
実 人 数　　200人（100%）	回答総数　　400個（100%）
高血圧症　　40人 ⇒ 20%	高血圧症　　40人 ⇒ 10%

　以上のように，複数回答の場合には実人数を分母とする．このとき，各選択肢（カテゴリー）の割合（%）を合計すると，100%以上になることがあるので誤解されやすい．そこで，複数回答の図表には，複数回答であることをどこかに必ず付記しておくよう心がける．

　比率（%）の算出には，一般的に分母のデータ数（人数）が重要である．その点を無視すると大きな誤解が生まれやすい（p.20, **One Point**④を参照）．

(2) データの再カテゴリー化
1 再カテゴリー化の方法と意義

　某高校の生徒を対象に食物摂取頻度調査を実施した．摂取頻度は「1日1回以上」「2-3日に1回」「週に1回」「ほとんど食べない」の4つの選択肢で聞いた．**表1-11 (1)** はその結果のうち，性別にみた肉類の摂取頻度をまとめたものである．4つの選択肢の結果をみると，次のような結果が読みとれる．また，それに伴う問題点が提起できる．

> ①「1日1回以上」という比率は，男子が50%，女子が30%となり，女子が低い（男子が高い）．
> 　問題点）女子のこの比率が低いのはなぜか．ダイエット志向が関係しているのか．
> ②また「週に1回」と「ほとんど食べない」という低い摂取頻度の比率は，男女ともかなり低い（とくに男子では低い）．
> 　問題点）この比率がかなり低いのはどういう意味か．良いことか悪いことか．

　これらの結果は，とくに②の点を強調したい場合は，少ないこと自体が実態であり，そのことを示す意義はある．とくに成長盛んな時期の中・高校生では，蛋白質をしっかり摂ってほしいものである．そこで，肉類を「週に1回」程度すら食べないということは問題である．したがって，「週に1回」と「ほとんど食べない」という比率が低いということは望ましい状況だといえる．しかし，逆に②の点を強調するのではなく，①の点をも含めた性別の違い（差）を強調したいという場合，小さい比率をあえて強調する必要はない．また，性別の差を検討したい場合は，真に差があるかないかは検定という統計的な手法を用いる必要がある．しかし，結果表（クロス表）にかなり小さい数字があれば，検定という手法が試行できないことがあり得る（検定については 第4章 を参照）．

　そこで，人数の少ない選択枝（カテゴリー）をくくり直す必要性がある．つまり，再カテゴリー化が必要となる．**表1-11 (2)** は，再カテゴリー化の結果である．その結果，2×2表にまとめられ検定が可能となる．

　ここで，選択肢（カテゴリー）の再カテゴリー化のポイントをまとめると，次のようになる．

> ①再カテゴリー化はなぜ必要か．
> 　⇒カテゴリー化によって比較などが簡潔に容易にできる．
> 　⇒元カテゴリーの意味を損なわない．
> ②どういう再カテゴリー化（くくり方）をするか．
> 　⇒どう再カテゴリー化したかは付記する．
> ③再カテゴリー化後の新カテゴリー名をどうするか．

表 1-11 性別にみた高校生の肉類摂取頻度比較

(1) 元データ

頻　度	男子 人数	(%)	女子 人数	(%)	計 人数	(%)
1日1回以上	49	50.0	50	29.8	99	37.2
2-3日に1回	41	41.8	79	47.0	120	45.1
週に1回	7	7.1	29	17.3	36	13.5
ほとんど食べない	1	1.0	10	6.0	11	4.1
計	98	100.0	168	100.0	266	100.0

①「週に1回」「ほとんど食べない」という者が少ない．
　⇒ よく食べるべき高校生では良いこと．
②「1日1回以上」は男子より女子に少ない．
　⇒ 女子にやせ志向か？
③しかし，検定できない．
　⇒ 再カテゴリー化へ

(2) 再カテゴリー化

頻　度	男子 人数	(%)	女子 人数	(%)	計 人数	(%)
毎日食べる	49	50.0	50	29.8	99	37.2 **
毎日食べない	49	50.0	118	70.2	167	62.8
計	98	100.0	168	100.0	266	100.0

注)「毎日食べる」=「1日1回以上」　　　　　　　　**$P<0.01$
　　「毎日食べない」=「2-3日に1回」+「週に1回」+「ほとんど食べない」

頻度を2カテゴリーで単純化 ⇒ 検定可能
注) 再カテゴリー化の必要性・基準を明確にすること．

2カテゴリーにすれば，クロス集計が容易に可能となる．

(3) 元データのままで，再カテゴリー化の意味と検定を活かす

頻　度	男子 人数	(%)	女子 人数	(%)	計 人数	(%)
1日1回以上	49	50.0	50	29.8	99	37.2 **
2-3日に1回	41	41.8	79	47.0	120	45.1
週に1回	7	7.1	29	17.3	36	13.5
ほとんど食べない	1	1.0	10	6.0	11	4.1
計	98	100.0	168	100.0	266	100.0

①元データの意味を活かす．
②検定をも可能にする．
　⇒ カテゴリーの区分を破線で明記
　⇒ 検定法を付記で説明

注)「1日1回以上」と「後3者」をまとめ，2×2表で検定する．
　　　　　　　　　　　　　　　　　　　　　**$P<0.01$

※「$P<0.01$」は「危険率1％で有意差がある」という意味である (p.101〜102参照)．

　①については，成長盛んな時期の中・高校生では，肉類を毎日でもいいから食べてほしいという点から男女差を検討するには，4つのカテゴリーでなくてもよい．また，表1-11(1)の元データの4×2表では，人数および比率が1人(1.0％)とかなり小さい部分があり，そのままでは差の検定ができない．したがって，再カテゴリー化が必要であると判断される．
　②については，①とも関わりがあるのだが，ここでは毎日食べるかどうかを重視したいという点からすれば，「2-3日に1回」，「週に1回」と「ほとんど食べない」の3つをまとめて1つのカテゴリーにすることができる．
　③については，「2-3日に1回」，「週に1回」と「ほとんど食べない」をまとめて1つのカテゴリーにした場合，それと「1日1回以上」を区分けする基準は何だろうか．すると，毎日食べる

かどうかが明確な基準となる．そこで，「1日1回以上」を「毎日食べる」，後3者を「毎日食べない」とすることができる．

そして，再カテゴリー化の結果，「毎日食べる」というものは，男性では半数いるが，女性では約3割と少ないことがわかり，しかも，2×2表での検定の結果，統計的に有意差があると明言できる．

② 再カテゴリー化の表示の工夫

元データを再カテゴリー化せずにそのままに表示し，「1日1回以上」と後3者との間に破線を引くなどし，2×2表でまとめ得る旨を示す（**表1-11(3)**）．検定はその2×2表で行い，有意差があることを付記する．そうすれば，元カテゴリーの状況を活かしながら検定もでき，まとめることができる．

One Point ④

交通事故は血液型別ではA型に多いか？

最近は"血液型占い"なるものがはやっている．たまたま某テレビ番組を見ていると，「交通事故はA型に多い」ということが強調され放映されていた．出演者も血液型A型の者は，とくに交通事故には注意すべきだとの反応が大であった．

日本人におけるABO式血液型は，A型が約40％，O型が約30％，B型が約20％，AB型が約10％という割合であるといわれる．

各血液型の母集団はA型が最も多いことから，交通事故の実数を問題にする場合は，「交通事故はA型に多い」といえる．しかし，交通事故はA型に多いから，「とくにA型は交通事故に注意すべきだ」という反応は，あたかも「交通事故の発生率がA型に高い」ということと同義に理解されていないだろうか．時に「A型は性格がせっかちだから交通事故が多いのだ」と性格占いと関連づけようものなら，もっての他である．

このような誤った理解の仕方は，私たちの周りではよく起こり得ることである．たとえば，最近，寝たきり高齢者や認知症高齢者（要介護高齢者）が増えてきた．それは，国民が不健康化してきたからだ，ということを時に聞く．もっともらしく聞こえるが，皆が長生きし，高齢者が大幅に増えたため，要介護高齢者も実数として増加を見せているだけである．高齢者を含め，いずれの年齢階級別死亡率も低下傾向にあり，国民の不健康化の現象はまったくみられないのである．

わが国の平均寿命は相変わらず延び続けている．国民が不健康化してきているなら，どうして平均寿命が延びるだろうか．

1-5　代表値と散布度

(1) 代表値

いろいろなデータおよび分布の特徴を，あるひとつの数値にまとめることができれば便利である．つまり，何らかの**代表値**があれば，データおよび分布の特徴を伝えたり比較したりするのに，その代表値を利用すればよい．代表値としてよく用いられるのが，平均値，中央値，最頻値である．

1 平均値 (Mean)

平均値は最も重要でかつよく用いられる代表値である．平均値は，次式で算出する．

> **平均値**
>
> $$\text{平均値} = \frac{\text{データの合計}}{\text{データの個数}}$$

エクセルでは AVERAGE 関数を用いて簡単に求めることができる．

以下の例において，平均値の意味について考えてみよう．

① 学力テストの結果，平均点以下のわが子をガミガミしかる教育ママ．
② 乳児健診の結果，平均体重に満たないわが子をたいへん心配する新米ママ．
③ 体力・運動能力テストの結果，平均値を達成できないと人生を悲観する高齢者．

これらの場合，「平均的」という意味を「標準的」と解するかわりに「理想的」と勘違いしているのではないだろうか．平均値が中心的な値であれば，平均値以下といっても平均値以上と同数いるのである．

なお，データに著しい偏りがある場合は，平均値の代表値としての意味は弱くなる．

2 中央値・最頻値

(a) 中央値 (Median)

中央値は値を大きさの順に並べたときの中央の値である．中央値は，特別に大きい値や小さい値が混入していても，その影響を受けにくいという長所がある．中央値を求めるにはデータを大きさの順に並べるという作業が必要であり，また，データの大きさが奇数個の場合と偶数個の場合では，その求め方は以下のように異なる．

> **中央値**
>
> 例) ① 5個 (奇数個) の場合 → 3個目の値
>
> ② 6個 (偶数個) の場合 → $\dfrac{\text{3個目の値} + \text{4個目の値}}{2}$

また，エクセルでは MEDIAN 関数を用いて簡単に求めることができる．

(b) 最頻値 (Mode)

最頻値は最も頻度が高い値である．エクセルではMODE関数を用いて簡単に求めることができる．

図1-6は，分布の広がりと平均値・中央値・最頻値の大小関係を示したものである．左右対称な分布では平均値・中央値・最頻値は一致するが，偏った分布になると，平均値・中央値・最頻値の大小関係は異なる．

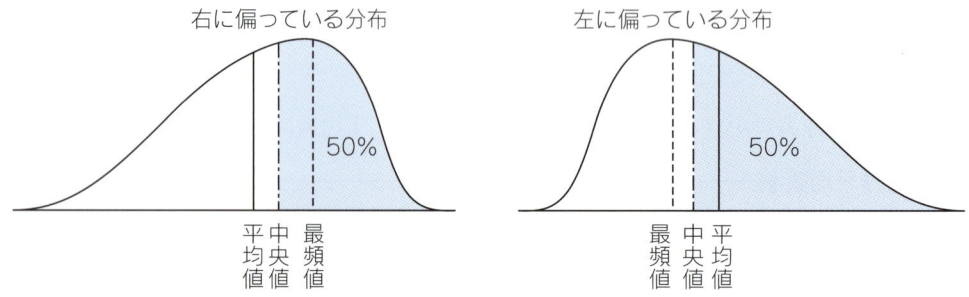

図1-6　分布の偏りと平均値・中央値・最頻値の大小関係

(2) 散布度

1 分散・標準偏差

(a) 標準偏差 (Standard deviation：SD)

標準偏差とは，分布の広がり具合（散布度）を示す代表値である．平均値がまったく同じでも，**図1-7**に示すように，とがった分布 (a) と平たい分布 (b) とはまったく違う．したがって，分布の状況をみるには，平均値とともに，分布の広がり具合をみる標準偏差が必要である．標準偏差は平均値がほぼ同じであれば，とがった分布では小さく，平らな分布では大きくなる．

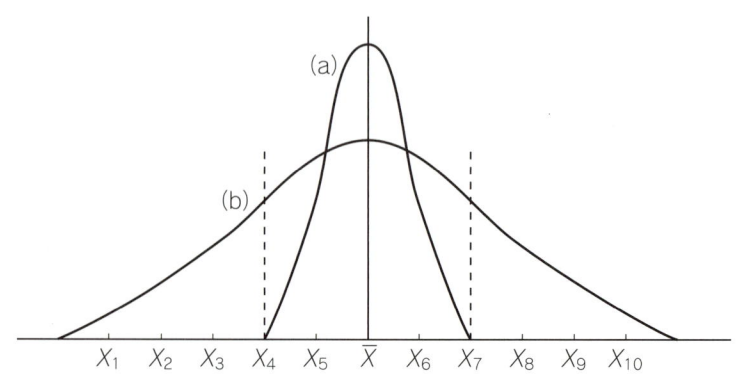

図1-7　分布の違い（平均値と標準偏差）

標準偏差は次の手順で求める．
① (測定値 − 平均値)(**偏差**という)を求める．
② 偏差 (測定値 − 平均値) の合計をとることを考える．

しかし，そのまま偏差を足し合わせてもプラスの偏差とマイナスの偏差が打ち消しあって，合計がゼロになってしまうことがある．

そこで，偏差の符号 (プラスとマイナス) をとることを考える．符号をとるには，「2乗する」「絶対値をとる」という2つの方法があるが，ここでは2乗する方法をとる．

③ 偏差の2乗値の合計を求める．

しかし，その合計はデータ数に影響されるので，その合計をデータ数で割る (平均値を求める際と同様である)．つまり，

④ $\dfrac{\text{偏差の2乗値の合計}}{\text{データ数}}$ (**分散**という) を求める．

この分散は，偏差の符号をとるために，元データを2乗して利用している．したがって，元データにもどすという意味あいで，分散の平方根をとる．

⑤ この分散の平方根を**標準偏差**といい，次式で算出される．

標準偏差 (1)

$$\text{標準偏差} = \sqrt{\dfrac{\text{偏差の2乗の合計}}{\text{データ数}}}$$

これは母集団の標準偏差であり，**母標準偏差**といわれる．

また，分母を「データ数 − 1」とする場合がある．

標準偏差 (2)

$$\text{標準偏差} = \sqrt{\dfrac{\text{偏差の2乗の合計}}{\text{データ数} - 1}}$$

これは標本に基づいて予測した標準偏差であり，**標本標準偏差** (または**不偏標準偏差**) といわれる (母集団と標本については p.43 を参照)．

エクセルにも，STDEVP 関数 (母標準偏差) と STDEV 関数 (標本標準偏差) がある (p.26，One Point ⑤ を参照)．

(b) 平均値と標準偏差の表示法・図示法

データ (または分布) は，平均値を求めてその特徴づけを行うことができる．しかし，前記したように，標準偏差が違えば平均値のみでデータ (または分布) の特徴をあらわすことはできない．したがって，平均値を算出するときは，決まって標準偏差を算出するようにする．そして，**表 1-12** のように平均値と標準偏差は必ず併記する．

また，図示する場合は，**図 1-8** のようにする．つまり，平均値は棒グラフで (平均値が大きいほど棒グラフは高くなる)，標準偏差はこのグラフの先から上下の線で表示する．標準偏差

表 1-12 高齢者（65歳以上）の平均血圧値の性別比較

（単位：mmHg）

	男性 (N=217) 平均値 SD	女性 (N=412) 平均値 SD	計 (N=629) 平均値 SD
最高血圧	163.4 27.2	164.1 27.1	163.8 27.1
最低血圧	73.7 12.4	75.7 13.2	75.0 13.0

SD：標準偏差（「±SD」という表示もある）

平均値を表示する場合は，個数（N）・平均値・SDという3つの要素を示すことが一般的である．

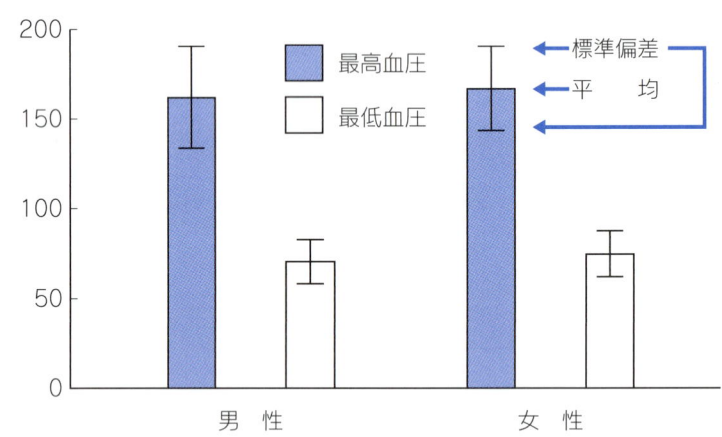

図 1-8 性別血圧の平均値と標準偏差

が大きいほどこの線は長くなる．ただし，上下の線は同じ長さなので，上の線だけで表示してもよい（エクセルを用いた平均値と標準偏差（SD）の図示法は p.58 EX 図12を参照）．

2 四分位偏差

四分位数（Quartile）は，平均値と同様に，データおよび分布の代表値のひとつである．データおよび分布を4等分（四分）する点であり，小さいほうから，第1四分位（Q_1），第2四分位（Q_2），第3四分位（Q_3）とよぶ．

また，この四分位数は，分布を25％ずつに分ける区分点のことであり，Q_1を25パーセンタイル値，Q_2を50パーセンタイル値，Q_3を75パーセンタイル値ともいう．

四分位偏差とは，標準偏差と同様に，分布の広がり具合（散布度）を示し，**図1-9**に示すように，第2四分位 Q_2から第1四分位 Q_1と第3四分位 Q_3までの差である．

標準偏差は，平均値からプラス・マイナス方向への差は同じであるが，四分位偏差は双方の差が異なるので（正規分布なら同じ），プラス方向への差（$Q_3 - Q_2$）を**上部四分位偏差**，マイナス方向への差（$Q_2 - Q_1$）を**下部四分位偏差**と呼ぶ．

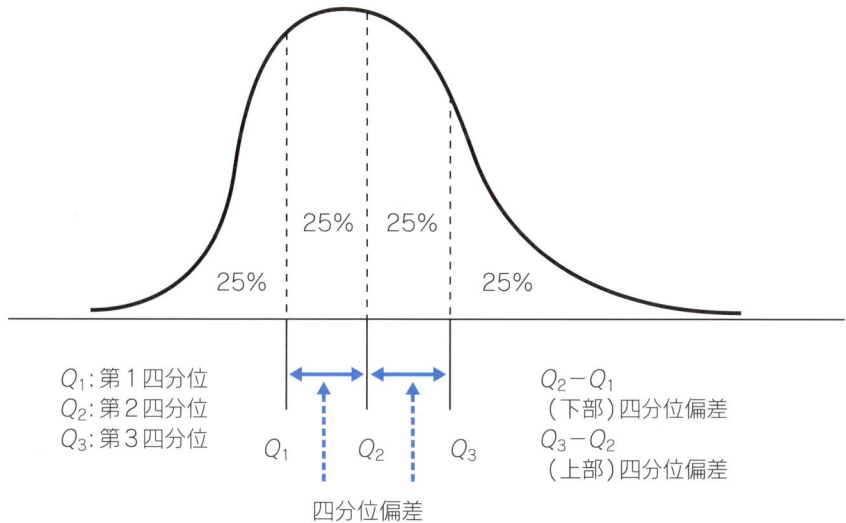

図 1-9 四分位偏差

3 変動係数

標準偏差は,すでに述べたように,データおよび分布の変動の大きさ,つまり,ばらつきをみるための尺度である.しかし,標準偏差が大きいから変動も大きい(ばらつきも大きい)といえるであろうか.たとえば,大人の身長と子供の身長のデータを比較して,それぞれ同程度のばらつきがあるとしても,子供の方のばらつきは,数量的に大人のそれより小さいはずである.また,同じ大人でも単位が異なる身長(cm)と体重(kg)のばらつき具合は,それぞれの標準偏差の比較では分からない.それらは,そもそもデータの平均値が異なることに関係している.

そこで,標準偏差と平均値から算出する**変動係数**を用いて比較することを考える.

$$変動係数 = \frac{標準偏差}{平均値}$$

この値は,平均値に対する相対的な変動(ばらつき)の尺度という意味で変動係数といわれる.この変動係数の大きな特徴は,単位がないこと(無名数)である.標準偏差は,単位が異なる変数(たとえば身長と体重など)の間でその変動の大きさを比較できないが,変動係数は単位がないので,そのような場合にも比較することができる.また,大きな変数の集団と小さい変数の集団(たとえば大人の身長と子供の身長のデータ)のばらつきも比較したりできる.

> **例1-1** 変動係数の比較
>
> ある女子大学の1年生について，その身長と体重を測定したら，身長の平均値が158.5cm，その標準偏差が7.2cm，体重の平均値が54.2kg，その標準偏差が4.2kgであった．身長と体重のどちらの方がばらつきは大きいだろうか．

[考え方] 変動係数を比較する．

[解 答] それぞれの変動係数を算出すると，

$$身長の変動係数 = \frac{7.2}{158.5} = 0.045$$

$$体重の変動係数 = \frac{4.2}{54.2} = 0.077$$

となる．その結果は体重の変動係数が身長の変動係数より大きい．

よって，体重のばらつきが身長のばらつきより大きい．

One Point ⑤

母標準偏差か標本標準偏差か？

母標準偏差と標本標準偏差のどちらを用いたらよいかは，統計学の専門家の間でも意見が分かれるところであり，統計学のテキストやエクセルの解説書でも統一的ではない．なかには「データ数<30」の場合には「データ数」にかわって「データ数−1」を使う方（標本標準偏差）がよいとする考えもある．

しかし，「データ数≧30」であっても，やはり標本標準偏差を使う方がよい．それは，データ数にかわって「データ数−1」を使う方が偏りの少ない推定値が得られる，つまり，標本標準偏差の方が，標本からの統計量が母集団からの統計量と期待値が一致するからである．本書のエクセルでは標準偏差を求めるにあたって，STDEV関数（標本標準偏差）を使うようにしている．

1-6 データの分布と正規分布

(1) 階級と度数分布表
1 階級
長さや重さのような連続的な量的データでは，極端な場合，すべてのデータが異なる値になることがある．そのため，そのまま単純集計ができない．そこで，適当な区間を定め，その区間に入るデータ数を集計する．その区間を一般に**階級**という．

2 度数分布表
階級分けをしたとき，その階級に含まれる標本数を**度数**もしくは**頻度**とよぶ．各階級の度数をまとめた表が**度数分布表**である．

表1-13は，ある中学校の全生徒の身長を2cm階級でみた度数分布表である．ここでいう**相対度数**とは，前述の比率と同義である．また，**累積度数**とは，その階級以下の度数を合計したものであり，**累積相対度数**とは，各階級の累積度数の全体に対する比率を示すものである（エクセルによる階級分けおよび度数分布表の作成は p.59 EX 図13を参照）．

表 1-13　中学生の身長の度数分布表

身長(cm)の階級	度数	相対度数(%)	累積度数	累積相対度数
136.0～137.9	1	0.1	1	0.1
138.0～139.9	0	0.0	1	0.1
140.0～141.9	12	1.3	13	1.4
142.0～143.9	16	1.7	29	3.2
144.0～145.9	29	3.2	58	6.3
146.0～147.9	55	6.0	113	12.3
148.0～149.9	61	6.6	174	18.9
150.0～151.9	67	7.3	241	26.2
152.0～153.9	113	12.3	354	38.5
154.0～155.9	91	9.9	445	48.4
156.0～157.9	93	10.1	538	58.5
158.0～159.9	97	10.6	635	69.1
160.0～161.9	80	8.7	715	77.8
162.0～163.9	69	7.5	784	85.3
164.0～165.9	46	5.0	830	90.3
166.0～167.9	33	3.6	863	93.9
168.0～169.9	26	2.8	889	96.7
170.0～171.9	12	1.3	901	98.0
172.0～173.9	9	1.0	910	99.0
174.0～175.9	6	0.7	916	99.7
176.0～177.9	3	0.3	919	100.0
計	919	100.0		

(2) 区分基準の活用

1 人口の階級・区分

表1-14は，人口の階級・区分のまとめ方を示したものである．人口の場合，5歳階級や10歳階級（年代）別に集計する方法が広く用いられている．

また，「年齢3区分」という考え方がある．年少人口（0〜14歳），生産年齢人口（15〜64歳），老年人口（65歳以上）という3区分である．この「年齢3区分」は，慣例として表1-5（p.10）に示した人口指数を算出するのに使用されている．

さらに，人口の高齢化に伴って，老年人口が数のうえでも割合のうえでも大きく増加してきた．そのため，老年人口を単に65歳以上として一括して考えるのではなく，65〜74歳と75歳以上の2区分にする考え方がでてきた．そして，前者を前期高齢者（Young Old），後者を後期

表1-14 人口の度数分布表及び年齢区分

(1) 5歳階級別　（単位：千人）

5歳階級	人口
0〜4歳	5,578
5〜9	5,928
10〜14	6,014
15〜19	6,568
20〜24	7,350
25〜29	8,280
30〜34	9,754
35〜39	8,735
40〜44	8,080
45〜49	7,725
50〜54	8,796
55〜59	10,255
60〜64	8,544
65〜69	7,432
70〜74	6,637
75〜79	5,262
80〜84	3,412
85〜89	1,849
90〜94	840
95〜99	211
100歳以上	25
計	127,275

（総務省：平成17年国勢調査．）

(2) 10歳階級（年代）別　（単位：千人）

年代	人口
10歳未満	11,506
10〜19	12,582
20〜29	15,630
30〜39	18,489
40〜49	15,805
50〜59	19,051
60〜69	15,976
70〜79	11,899
80〜89	5,261
90〜99	1,051
100歳以上	25
計	127,275

(3)「年齢3区分」別　（単位：千人）

「年齢3区分」別	人口
年少人口（0〜14歳）	17,520
生産年齢人口（15〜64歳）	84,087
老年人口（65歳以上）	25,668
計	127,275

(4) 高齢者の区分　（単位：千人）

高齢者の区分	人口
前期高齢者（65〜74歳）	14,069
後期高齢者（75歳以上）	11,599
計	25,668

高齢者(Old Old)と呼び，区分けするようになった．

なお，今日では後期高齢者の増加が，保健医療・介護・福祉の分野などでとくに問題視されている．しかし，この2区分が提唱されたもともとの意図は，前期高齢者の社会的活動性（まだまだ健康者が多い，経済的にも余力がある，経験・知識などが豊かであるなど）を強調するものであった．

②　判定基準の活用―高血圧の例

高血圧とは，血圧が高いことだと誰でも知っているだろう．しかし，血圧（単位：mmHg）には，最高血圧（収縮期血圧）と最低血圧（拡張期血圧）がある．そのなかで，高血圧をどういう基準で判定するかは重要なことである．

これまでは，「正常」「境界域」「高血圧」という判定基準（WHO, 1978）がよく使用されてきたが，日本高血圧学会では2000年から，図1-10に示すように，「至適血圧」「正常血圧」「正常高値血圧」「軽症高血圧」「中等症高血圧」「重症高血圧」という細分化された基準を提唱している．日本高血圧学会が提唱する「軽症高血圧」以上を高血圧だとすれば，従来のWHOの基準では「境界域」以上（最低血圧≧90，最高血圧≧140）が高血圧となる．

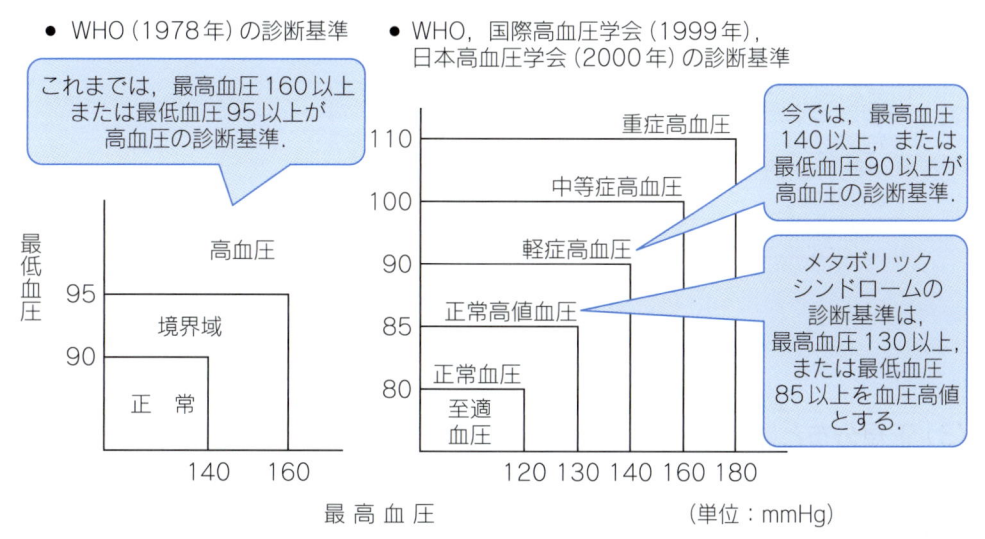

図1-10　高血圧の判定基準

表1-15は，国民健康・栄養調査の血圧データについて，最高血圧・最低血圧とも10mmHg階級でそれぞれの度数をまとめ，次に日本高血圧学会の判定基準（2000）で6区分および3区分したものである．

このように量的データは，一般的によく用いられる判定基準がある場合は，それに準じて区分けをすればよい．

表1-15 血圧の度数分布表および血圧区分

(1) 階級別（男性） (単位：mmHg)

最高血圧	人数	%
90未満	1	0.1
90 ～ 99	16	0.9
100 ～ 109	104	6.1
110 ～ 119	228	13.4
120 ～ 129	364	21.4
130 ～ 139	257	21
140 ～ 149	261	15.4
150 ～ 159	276	10.4
160 ～ 169	104	6.1
170 ～ 179	48	2.8
180以上	41	2.4
計	1,700	100.0

最低血圧	人数	%
50未満	2	0.1
50 ～ 59	30	1.8
60 ～ 69	196	11.5
70 ～ 79	504	29.6
80 ～ 89	575	33.8
90 ～ 99	292	17.2
100 ～ 109	78	4.6
110 ～ 119	21	1.2
120以上	2	0.1
計	1,700	100.0

（厚生労働省：平成17年国民健康・栄養調査．）

(2) 診断基準による区分

血圧区分	人数	%		
至適血圧	299	17.6		
正常血圧	317	18.6		
正常高値血圧	366	21.5		
軽症高血圧	478	28.1		63.8
中等症高血圧	188	11.1	42.3	（MS基準
重症高血圧	52	3.1	（高血圧）	陽性）
計	1,700	100.0		

注）MS：メタボリックシンドローム

(3) 正規分布とは

分布にはいろいろなタイプがあるが，私たちの回りで発生するいろいろな健康現象や社会現象（製品の寿命，人の身長，学業成績……など）は，**正規分布**に準じて発生することが確認されている．正規分布は分布の代表的なものである．

1 正規分布とその特徴

度数分布表を図示したものが度数分布図（ヒストグラム）である．**表1-13**で示した中学生の身長の度数分布表を度数分布図にしてみると，**図1-11**のようになる．分布図にやや凹凸がみられるが，人数をどんどん増やしていけば，分布図はついにはこの図の実線のような滑らかな曲線になる．この曲線が正規分布とよばれるものである．

正規分布はきれいな左右対称の分布であり（**図1-12**），以下の特徴をもつ．

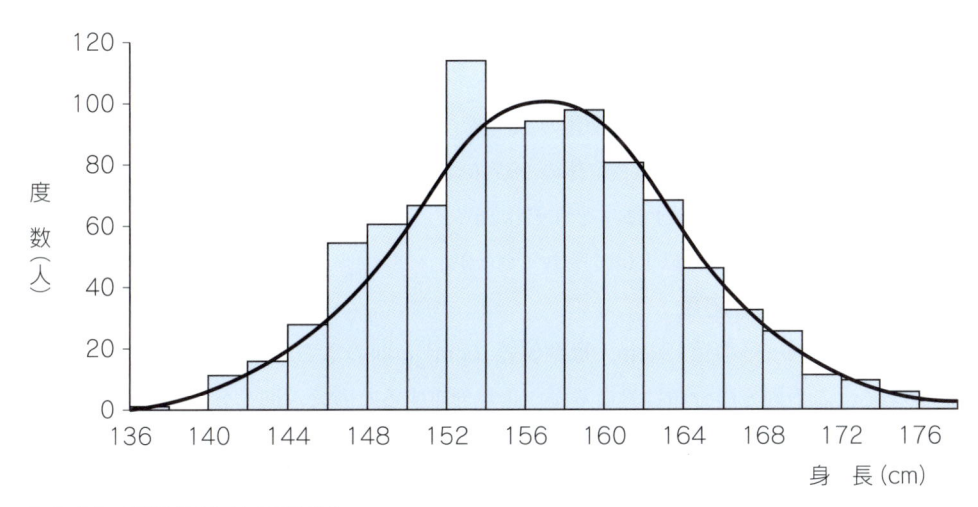

図1-11 度数分布図と正規分布

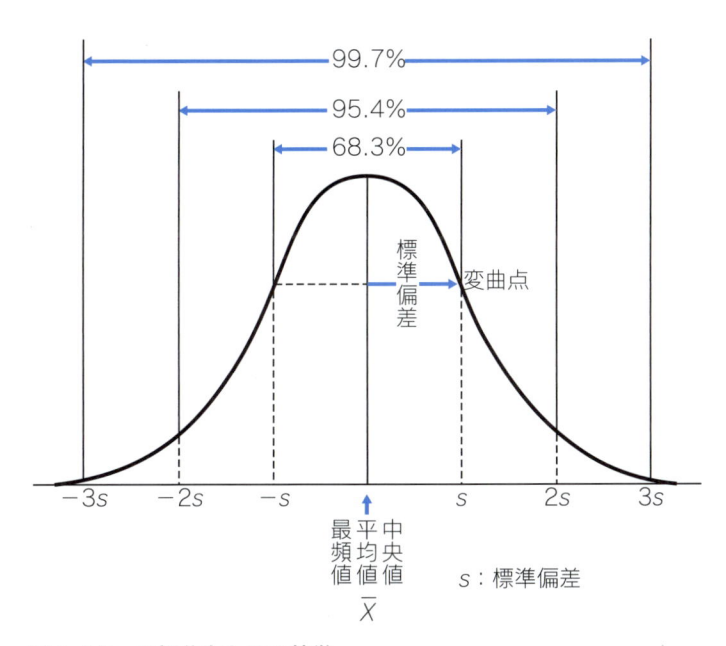

図1-12 正規分布とその特徴

① 左右対称である．そのため，平均値，中央値，最頻値は同じである．
② 平均値（$\overline{X}$）から1標準偏差（s）のところ（$\overline{X} \pm s$）に，変曲点[※1]がある．つまり，標準偏差（s）は平均値（中心線）から変曲点までの距離に相当する．

[※1] 変曲点とは，曲線に接線を引いた時に，その接線によって曲線が両側に分かれる点である．

③ 分布に占める以下の割合が決まっている（p.34，**One Point** ⑥を参照）．

$[(\overline{X} - s) \sim (\overline{X} + s)]$ が，全体の 68.3%

$[(\overline{X} - 2s) \sim (\overline{X} + 2s)]$ が，全体の 95.4%

$[(\overline{X} - 3s) \sim (\overline{X} + 3s)]$ が，全体の 99.7%

$(\overline{X} \pm s)$ の以下または以上は，それぞれ 16%．

$(\overline{X} \pm 2s)$ の以下または以上は，それぞれ 2.3%

2 標準正規分布とその応用

ここに，身長の分布（平均値120cm，標準偏差10cm）と卵の重さの分布（平均値50g，標準偏差3g）がある．この両方の分布は異なるが，正規分布すると考え，同じ分布に普遍化できれば比較も便利である．

そこで，分布の標準化ということを考える．**図1-13**は，分布の標準化の手順を示したものである．分布の標準化では，まず各測定値からその平均値を引く．つまり，①「各測定値－平均」の値（**偏差**）の分布をつくる．この分布は平均値が0の分布となる．

次に，①のそれぞれの値を標準偏差で割る．つまり，② $\dfrac{各測定値－平均値}{標準偏差}$ の値の分布をつくる．

すると，2つの分布はどちらも平均値が0，標準偏差が1の正規分布に統一される．このような手順で標準化された分布，つまり，平均値が0，標準偏差が1の正規分布を**標準正規分布**という．そして，標準正規分布上での値，つまり $\dfrac{各測定値－平均}{標準偏差}$ の値が**標準得点（Z-得点）**である（p.34，**One Point** ⑦を参照）．各測定値の分布を標準得点の分布に変換することが，**分布の標準化**ということになる．

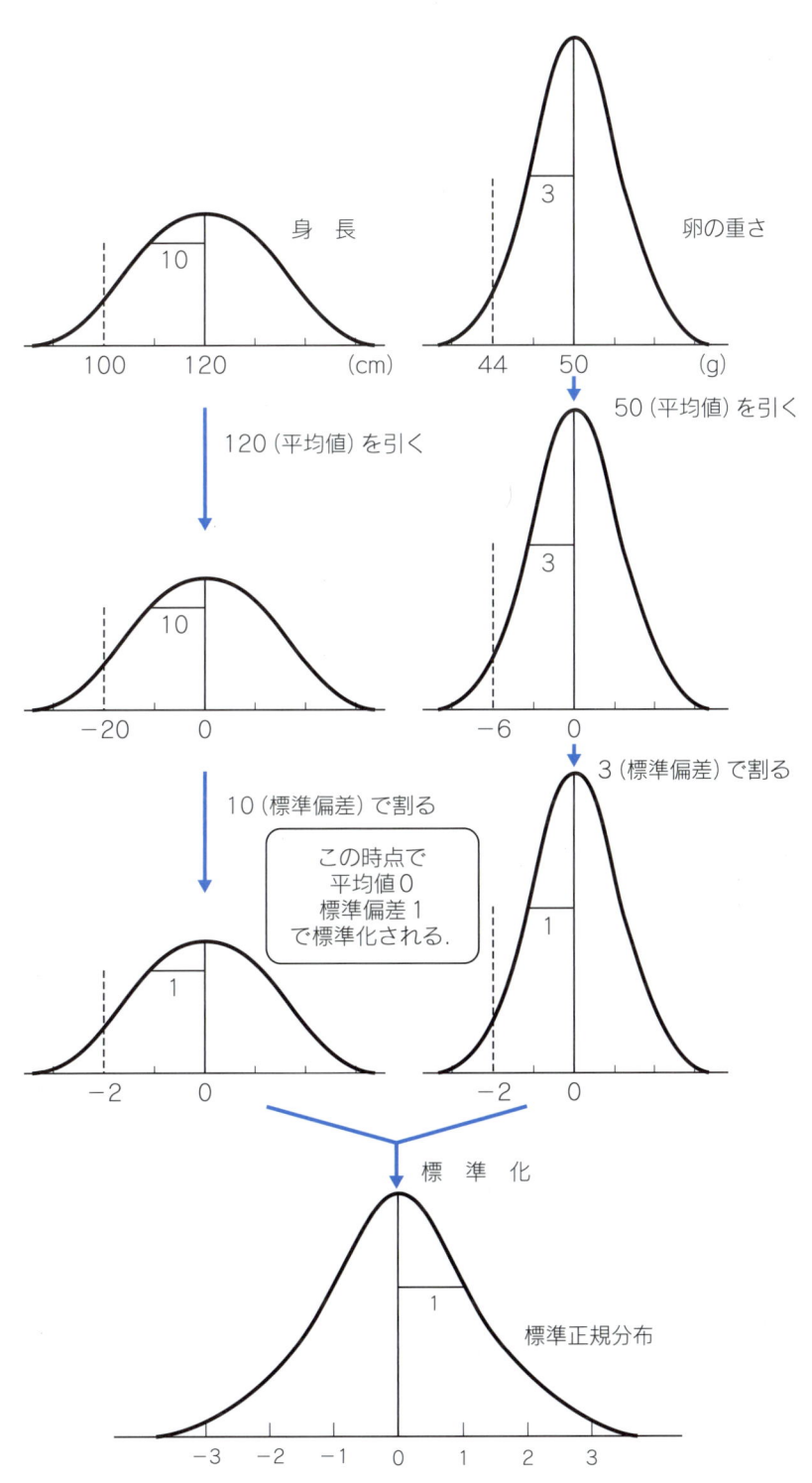

図1-13　分布の標準化と標準正規分布

One Point ⑥

標準偏差・四分位偏差による区分け

① **標準偏差による3区分・4区分**：正規分布（図1-12を参照）に示した「平均値±標準偏差（$\bar{X} \pm s$）」の値を利用し3区分することができる．つまり，「平均値－標準偏差」以下16％，「平均値＋標準偏差」以上16％，その中間68％に3区分する．この場合，「平均値±標準偏差」で3区分したといえばよい．また，中間の68％を平均値で34％ずつに区分けすれば4区分できる．

② **四分位偏差による3区分・4区分**：四分位数は，分布を25％ずつに4等分する値であることは前記した（図1-9を参照）．このことを利用し，25％ずつ4区分するのに利用できる．また，第1四分位（25パーセンタイル値）以下，第3四分位（75パーセンタイル値）以上のそれぞれ25％と，その中間の50％で3区分もできる．この場合，第1・第3四分位または25・75パーセンタイル値で3区分したといえばよい．

One Point ⑦

偏差値はどう求めるか？

平均値が0，標準偏差が1という標準正規分布上での標準得点（Z-得点）というのは，負になることもあり，また，その絶対値は小さい．そのために，標準得点は感覚的にわかりにくい．

そこで，考えられたのが**偏差値**つまり **T-得点**である．偏差値は次の式で求める．

$$偏差値 ＝ 標準得点 \times 10 ＋ 50$$
$$(T = 10Z + 50)$$

この偏差値は，平均値が50，標準偏差が10という正規分布上での得点ということになる．この偏差値は学業成績などの評価によく使用される（エクセルを用いた偏差値の求め方はp.52 EX 図6を参照）．

ここで，偏差値が60または70という場合，全体のどのくらいの位置にあるかを考えよう．**図1-12**をみてみると，偏差値が60という場合，「平均値（50）＋標準偏差（10）」ということになり，この値より上位の割合が何％あるかということが，偏差値60の全体での位置づけである．つまり「平均値（50）＋標準偏差（10）」以上の割合は，約16％（$50 - \frac{68.3}{2}$）であり，100人中16位の位置にあるといえる．同様に，偏差値が70という場合，上位の2.3％（$50 - \frac{95.4}{2}$）の位置にあり，1000人中23位の位置ということになる．

なお，偏差値（T値）が分かれば，上式から，$Z = \frac{T - 50}{10}$ より Z 値が得られる．Z 値（標準得点）が分かれば，標準正規分布表（p.136，**付表3**を参照）から，Z値に対応した $I(z)$ 値を読み取る．そして，「$0.5 - I(z)$」が上位からの位置（％）を意味する．

1-7 相関・関連と回帰

(1) 相関・関連，回帰とは
1 相関・関連とは

関連と相関の考え方には異なったとらえ方がある．まず，一方の値が増加するにつれて他方の値が増加する傾向があるような場合に，2つの変数には**関連がある**という．たとえば，身長が伸びれば体重も増加するという場合である．

相関は，一方が増加すれば，その増加分に比例して他方も増加または減少するなどの一定の法則性を重視する場合をいう．たとえば，身長が伸びれば体重が増加することが観察されたとき，その2つの変数の間に直線的な法則性がある場合を**相関がある**という．なお，2つの変数の間に曲線的な法則性がある場合も相関があるという．

また，量的データ間の関係の強さを「相関」，質的データ間の関係の強さを「関連」と呼び，区別する考え方もある．さらに，「相関」を2つの変数の間の相互の関連を表す一般的な用語で，「関連性」と同じ意味だとする考え方もある．

ここでは，後述の相関係数（量的データ間）と関連係数（質的データ間）を考慮し，「相関」を量的データ間，「関連」を質的データ間の関係の強さを示すものとする．

なお，「関連がある」および「相関がある」という場合，以下の2通りの考え方ができる．

① 数学と理科の成績のように，双方に共通する自然科学的思考能力の影響があって，関連および相関があるとみられる場合（双方に共通する要素がある）．
② 身長と体重，年齢と血圧のように，一方の変数（身長や年齢）が他方の変数（体重や血圧）に及ぼす影響によって，関連および相関があるとみられる場合（一方の変数が他方の変数に影響する）．

2 回帰とは

数学では関数という概念があるが，統計学ではそれを**回帰**という．数学には一次関数をはじめいろいろな関数があるが，回帰にも直線関係（一次式）で表されるものだけでなく，曲線関係のものもある．

(2) 量的データの関係
1 相関係数
(a) 相関図と相関関係

2つの変数を図上にプロットしたのが**相関図**（または**散布図**）である．図1-14は，いろいろな相関図を示したものである．そして，分布状況によって，この図のように正・負の相関，強・弱の相関，直線的・曲線的相関などで表現される．

● 直線的相関

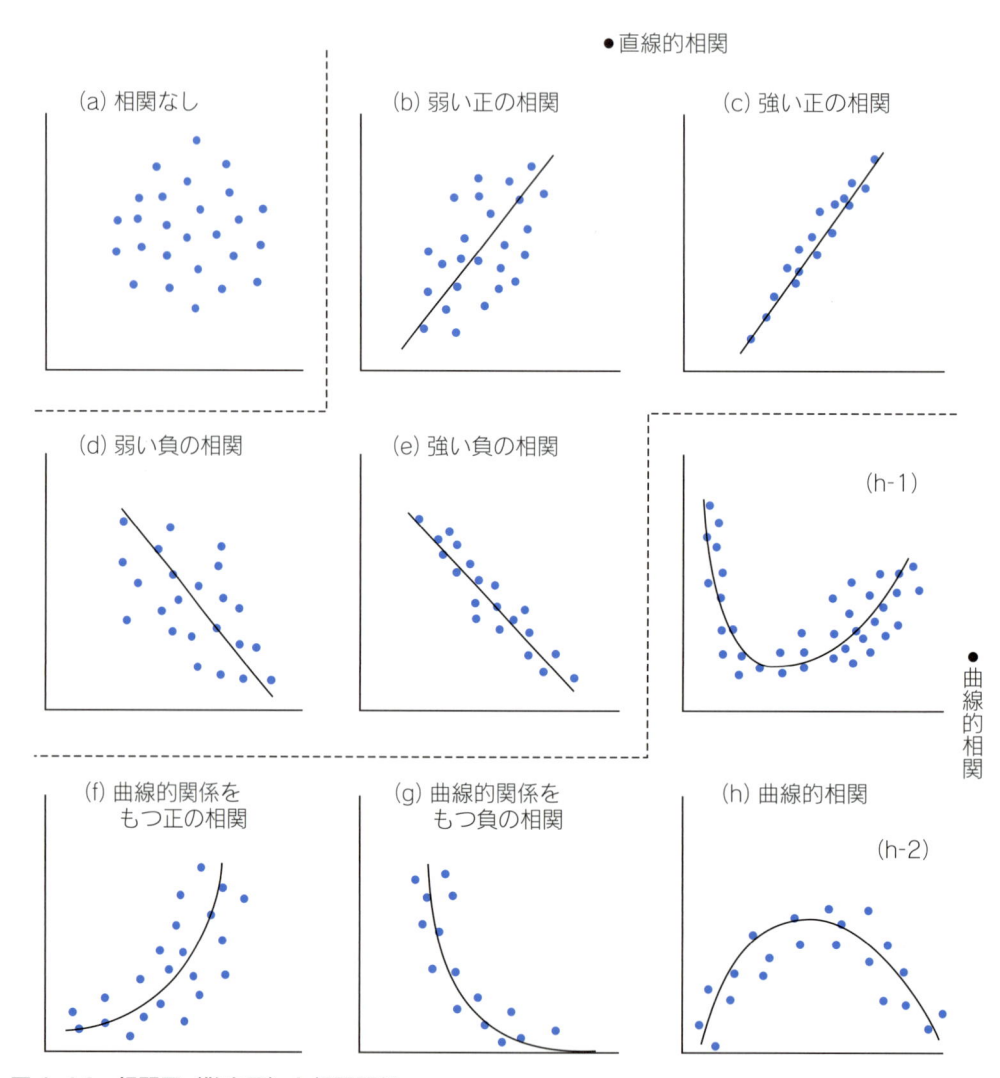

図 1-14 相関図（散布図）と相関関係

 なおここで，この図の曲線的相関について，具体的な例を考えてみよう．図1-14 (f) の例では，年齢別死亡率などが考えられる（横軸：年齢，縦軸：死亡率）．つまり，年齢別死亡率は高齢になるほど死亡率が急増する．

 図1-14 (g) の例では，戦後の乳児死亡率や結核死亡率などが考えられる（横軸：年代，縦軸：死亡率）．これらの死亡率は戦後間もない頃に激減し，その後はかなり低いレベルで推移している．

 図1-14 (h-1) の例では，コレステロール値と死亡率の関係などである（横軸：コレステロール値，縦軸：死亡率）．コレステロール値が高すぎれば，虚血性心疾患の死亡率が高くなり，

逆に低すぎれば，脳卒中とくに脳出血の死亡率が高いといわれる．このようなことから，コレステロール値は高すぎず低すぎずといわれる．

図1-14 (h-2) の例では，食後の血糖値を考えればよい（横軸：時間，縦軸：血糖値）．血糖値は食後に高まり，徐々に低下する．

One Point ⑧
肥満者は常に摂取エネルギーが多いのか？

若年者のエネルギー摂取量を調査し，肥満群と正常体重群で比較してみた．そして，肥満群の摂取エネルギー量が正常体重群より少ないという結果を得た．結果は分析過程などにおけるミスもなく，事実として確認された．

この場合，多くの者が「肥満群は正常体重群に比べてエネルギー摂取量が多いはずだ」と，その結果を否定もしくは誤ったものととらえるであろう．さて，この結果をどう考えればよいだろうか．

図1-15に示したように，過去におけるエネルギーの過剰摂取が原因で，結果として現在の肥満があるということである．そして，このことから肥満者は常にエネルギー摂取が多いのだと考えてしまいがちであろう．しかし，肥満が原因で「エネルギー摂取を控えよう」ということがあれば，エネルギー摂取が少なく抑えられるということが起こり得る．つまり，肥満が原因，少ないエネルギー摂取が結果となり得るのである．

このように，原因と結果の時間的関係をよく理解することが大切であり，結果の事象がしばしば原因となり得る．

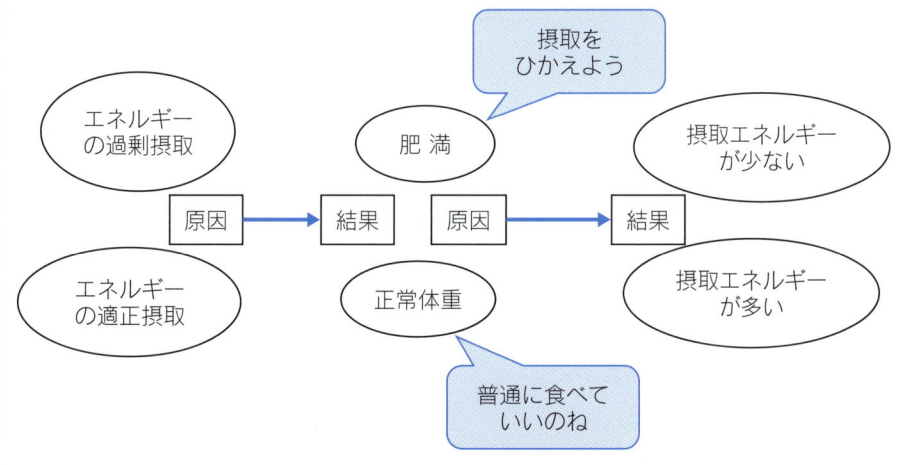

図1-15 肥満とエネルギーの摂取量との関係（因果関係）

(b) 相関係数

相関図は2つの変数の関係を視覚的にとらえやすい．その強弱の関係を数値として表現したものが**相関係数**である．

図1-16は，$M_1 \sim M_{12}$の12人の身長と体重をプロットした相関図である（エクセルによる相関図の作成は p.60 EX 図14を参照）．この図を用いて，相関係数を求める手順を示す．

①身長と体重の平均値$(\bar{x}, \bar{y})$を示す直線で4区分する．
②身長がX_i，体重がY_iである人M_iに対して，$(X_i - \bar{x}) \times (Y_i - \bar{y})$というウェイトを考える．たとえば，図中の$M_2$という人に対して，グレーの網かけ部分の面積がウェイトに相当する．つまり，平均値から遠いM_1のような人は大きなウェイト，平均値に近いM_5のような人は小さいウェイトで評価される．
③このような「ウェイトづけされた値」の合計をもとめ，その合計を人数(n)で割る．

$$\frac{\Sigma \{(X_i - \bar{x}) \times (Y_i - \bar{y})\}}{n}$$ この値を**共分散**という．

④この値はX, Yが異なった単位をもつので，それぞれの標準偏差(S_x, S_y)で割る．

$$\frac{\Sigma (X_i - \bar{x}) \times (Y_i - \bar{y})}{n\, S_x S_y}$$

この算出式によって，相関係数(γ)が求められる．この相関係数を**ピアソンの相関係数**という．

エクセルには，相関係数を求める CORREL 関数が用意されている（p.49 EX 図3を参照）．

(c) 相関関係と因果関係

ある変数が他の変数の原因となったり，誘因となったりしている場合，この両者の間に「因果関係がある」という．なお，「相関がある」という場合でも，ただちに「因果関係がある」とは言えない．因果関係を明らかにするには，一般には次の5つの条件を満たすかどうかを判断基準とする必要がある．

AがBの原因（誘因）であるためには，
① AとBとの関係に一致性がある．
　他の研究者の結果でも，また，異なる場所，時期，方法で観察しても同じ関連性が見られる．
② AとBの関係が強い．
　平均値の差が大きい，相関係数が大きい，しかも，統計的に有意な関連がある．
③ AとBの関係が特異的である．
　特異的関係とは，鍵と鍵穴の関係，抗原-抗体の関係である．結果と思われる事柄が他の原因では起こらない場合をいう．

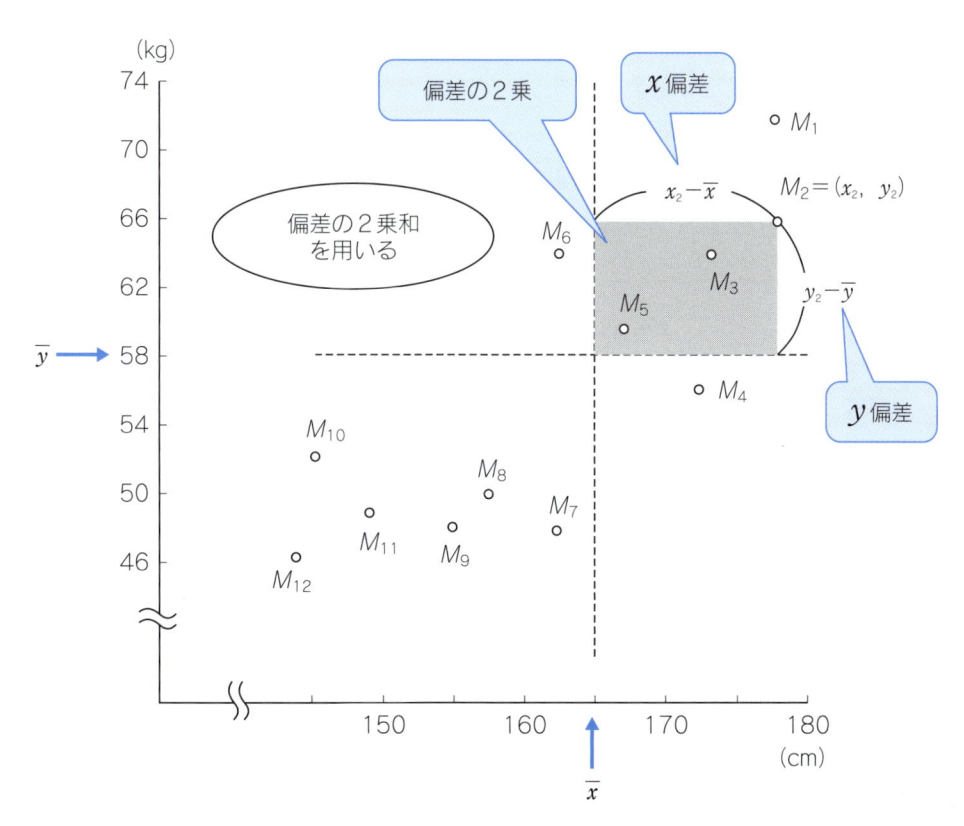

図 1-16 身長と体重の相関図と相関係数の求め方

---

④ AとBの関係が時間的に結びついている．
　原因は常に結果の前に起きていなければならない．ところが，しばしば先入観がすでに出来上がっていて，本末転倒することに注意しなければならない（p.37，**One Point** ⑧を参照）．
⑤ AとBの関係に整合性がある．
　整合性とは，観察された関連性に因果関係があると考えた場合，そのことが他の知識（実験による知識など）と矛盾しないことである．例えば，塩分摂取と高血圧の関係が地域住民の調査結果から明らかになった場合，それとは別に動物実験や臨床医学の症例研究でも塩分摂取と高血圧の関係が確認されることを整合性があるという．

　なお，この5つの条件は目安である．これらすべてを満たさないと「因果関係あり」と言えないわけではない．例えば，喫煙と肺がんとの関係をみた場合，喫煙者のみが肺がんになるのではなく，非喫煙者でも肺がんになることはある．つまり，喫煙と肺がんとの関係には特異的関係があるとは言い切れない．しかし，喫煙と肺がんとの間に因果関係が存在することは周知のことである．

要するに，相関および関連性の存在から因果関係を論じる場合には，5つの条件を目安にしながら総合的に判断することが必要である．

2 回帰直線

相関関係の強弱を相関係数としてとらえることができるが，2つの変数のデータを相関図にした場合，その相関図に直線をあてはめることができる．この直線を**回帰直線**といい，

┃ 回帰直線 ┃
$$y = ax + b \quad (a, b は定数)$$

という一次式で示される．

この一次式は，数学での「一次関数」である．一次関数では，「$x \to y$」，「$y \to x$」という両方向で x, y の解を求めることができる．

しかし，回帰直線では，「$x \to y$」の一方向で x から y を求める（x から y を予測する）．定数 a, b が分かれば，x から y が求められる．

回帰直線および定数 a, b の求め方は，以下の通りである．

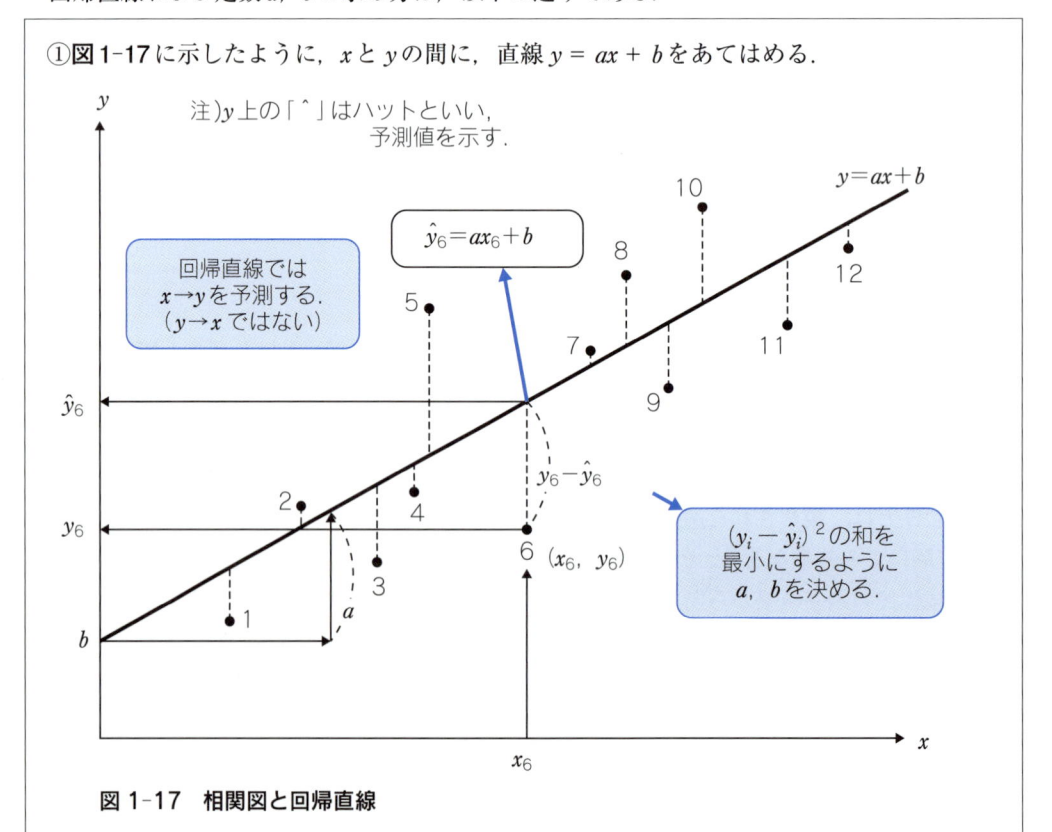

① 図1-17に示したように，x と y の間に，直線 $y = ax + b$ をあてはめる．

注）y 上の「＾」はハットといい，予測値を示す．

回帰直線では $x \to y$ を予測する．（$y \to x$ ではない）

$\hat{y}_6 = ax_6 + b$

$(y_i - \hat{y}_i)^2$ の和を最小にするように a, b を決める．

図1-17 相関図と回帰直線

② この直線に，各点から y 軸に平行にそれぞれ垂線を引く．この垂線の長さが，「各点の y 値 − 直線上の $\hat{y}$ 値」に相当する．

③その値は，直線の上側ではプラスとなり，直線の下側ではマイナスとなるので，この値を2乗し，その合計を求める．そして，この合計が最も小さくなるような a, b を求める（最小2乗法とよぶ）．

④計算過程を省略するが，求める直線の a, b は次式で算出する．一次関数では a を直線の傾き，b を y 軸との切片というが，回帰では a, b を**回帰係数**という．

$$a = \gamma \frac{S_y}{S_x} \qquad b = \bar{y} - a\bar{x}$$

[γ：相関係数，S_y：y_i の標準偏差，S_x：x_i の標準偏差]
[$\bar{y}$：y_i の平均値，$\bar{x}$：x_i の平均値]

なお，エクセルのグラフウィザードを用いた相関図（散布図）および回帰直線の作成法はp.60 EX 図14に示す．

One Point ⑨

正の相関が負の相関に？

正の相関が観察された事象が，負の相関を示すことがあり得るだろうか．たとえば，食塩摂取量と血圧との間には正の相関が観察・確認されている．つまり，食塩摂取量の多い集団ほど，血圧の平均値が高いといえる．しかし，逆のこと（負の相関）が起こり得るだろうか．

図1-18をみてみよう．集団A，B，C，Dのそれぞれにおいては負の相関のあるデータが，全体でみると正の相関が得られる例(a)がある．その具体的な例を(b)に示した．たとえば，胃がんの死亡率(X)と大腸がんの死亡率(Y)をみると，わが国における都道府県別データでは正の相関となり，世界24カ国のデータを用いれば負の相関が得られるといった場合である．

「正」の相関が観察された事象は，常に「正」とは限らず，ときに「負」の相関が観察されることがあり，相関関係は絶対的な関係ではないのである．

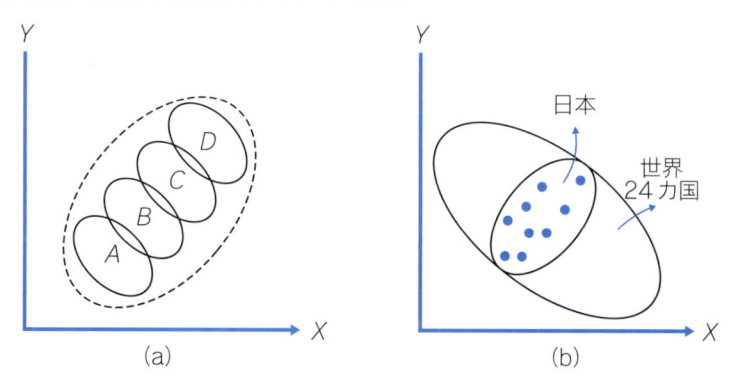

（高木廣文・他：医学・保健学の例題による統計学．現代数学社，1982．）

図1-18 「正」「負」の相関図

(3) 質的データの関係

① φ（ファイ）係数

2つの変数が2カテゴリーずつに分かれている場合，つまり **2×2表** で表示される場合，その2変数の関連の強さは**クラマーのφ（ファイ）係数**で表すことができる．

表1-16 は，飲酒と喫煙の関連表であり，同表（2×2表）のφ係数は次の式で求められる．

表1-16 喫煙と飲酒との関連表

	たばこを吸う	たばこを吸わない	計
酒を飲む	(a) 120	(b) 80	(a+b) 200
酒を飲まない	(c) 40	(d) 60	(c+d) 100
計	(a+c) 160	(b+d) 140	(N) 300

―― クラマーのφ係数（1）――

$$\phi 係数 = \frac{|ad-bc|}{\sqrt{(a+b)(c+d)(a+c)(b+d)}}$$

同式で**表1-16**のφ係数を求めると，

$$\phi 係数 = \frac{|120 \times 60 - 80 \times 40|}{\sqrt{200 \times 100 \times 160 \times 140}} = 0.189$$

となる．

また，クラマーのφ係数は，χ^2（カイ2乗）値を用いた次の式でも算出できる．

―― クラマーのφ係数（2）――

$$\phi 係数 = \sqrt{\frac{\chi^2}{n}}$$

ここで，n は標本数である．**表1-16**の χ^2 値の算出法は後述するが（p.113 **EX** 図31を参照），エクセル統計を利用すれば「χ^2 値 = 10.714」と算出される．したがって，

$$\phi 係数 = \sqrt{\frac{\chi^2}{n}} = \sqrt{\frac{10.714}{300}} = 0.189$$

となる．

② 関連係数

$m \times n$ 表で表示される場合は，関連係数 C を求める．

表1-17 は，運動の嗜好とその頻度の関連表であり，3×3表である．この場合は，χ^2 値を用いた次の式で**クラマーの関連係数 C** を求める．

―― クラマーの関連係数 C ――

$$関連係数\ C = \sqrt{\frac{\chi^2}{n(r-1)}}$$

n は標本数，r は2つの変数のカテゴリーのうち，小さい方のカテゴリー数である．

表 1-17　運動の嗜好と頻度の関連表

嗜好＼頻度	毎日運動	時々運動	運動しない	計
好　き	60 52.2	40 34.8	15 13.0	115 100.0
普　通	50 41.7	30 25.0	40 33.3	120 100.0
嫌　い	20 30.8	10 15.4	35 53.8	65 100.0
計	130 43.3	80 26.7	90 30.0	300 100.0

表1-17のχ^2値の算出法は後述するが（p.113 **EX** 図31を参照），エクセル統計を利用すれば「χ^2値＝34.374」と算出される．したがって，

$$関連係数\ C = \sqrt{\frac{\chi^2}{n(r-1)}} = \sqrt{\frac{34.374}{300 \times 2}} = 0.239$$

となる．

1-8　母集団と標本

（1）母集団と標本
[1] 母集団・標本とは
　対象集団の集団特性を明らかにするために調査を企画するが，実際の調査では，この対象集団のすべてについて調査できるとは限らない．その一部について調査することが多いものである．それを**標本**（sample：サンプル）という．対象集団全体は標本を生み出すという意味から**母集団**（population：ポピュレーション）という．この母集団は対象集団と同じものとして扱ってよい．

[2] 標本抽出と統計的推論
　母集団のすべてについて調査することを**全数調査**というが，実際の調査では母集団の一部を調査することが多い．母集団から標本を選び出すことを**標本抽出**（sampling：サンプリング）といい，抽出した標本に対して調査を行なうことを**標本調査**という．
　この標本調査は全数調査が不可能な場合に行なわれるもので，そのため標本調査は全数調査に比べて劣っていると考えられやすい．しかし，全数調査は膨大な時間と労力，費用を要する

ことが多く,しかも,その割には回収率が上がらないことも起こり得るので,全数調査といってもその精度は低いものとなる.

一方,標本調査の場合,図1-19に示す標本Aのように,標本を母集団の縮図になるように抽出していれば,標本調査の結果から,母集団についての知見をほぼ正確に推論できる.しかし,標本Bのように,そうなっていない場合は,母集団について誤った知見を得ることになる.

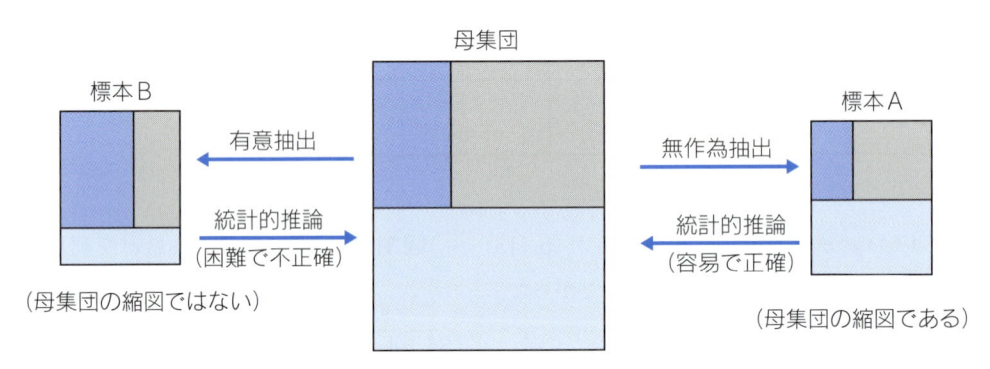

図1-19 母集団と標本の関係

全数調査であれ標本調査であれ,私たちが得たいのは母集団についての知見およびその集団特性である.したがって,全数調査でも回収率が低すぎたり,また,標本調査であればその標本の抽出法に問題があったりすると,集団特性を正しく判断および推論できないことは要注意である.

(2) 標本抽出法

標本調査では,その標本を母集団の縮図になるように,つまり,母集団から偏りの少ない標本を抽出することが必要である.それには,**無作為抽出法**を用いる.

一方,無作為抽出法に対して,ある特定の基準を設けその基準によって標本を抽出する**有意抽出法**がある.たとえば,ある特定の病院などの調査データは,この有意抽出法によるものが多い.また,フィールド調査でも,その調査対象者を調査協力が得られたものや調査目的にかなうものに限定したりする場合がある.このような有意抽出法による標本は,母集団を正しく代表しているかどうかが問われるが,問題点を明確にするには貴重なデータを与えてくれる場合が少なくない.

以下では,よく用いられる無作為抽出法について簡単にまとめてみよう.

1 単純無作為抽出法

この抽出法はすべての抽出法の基本となるものである.母集団のそれぞれの個体に一連番号をつけ,くじ引きで選ぶような方法である.この方法によると,各個体を公平に選び出すこと

ができる．

2 等間隔抽出法

単純無作為抽出法は標本数がかなり多くなると，その数だけくじ引きを繰り返すことになり，そう簡単にはいかない．

そのような場合，母集団の全個体に一連番号をつけ，最初のひとつの個体のみをくじ引きで決める（最初に選び出された個体の番号を**スタート番号**という）．それ以降の個体はこの数字から一定の間隔（**抽出間隔**という）で選んでいく．この方法を**等間隔抽出法**という．

図1-20は，スタート番号が2，抽出間隔が5の場合を例示したものである．

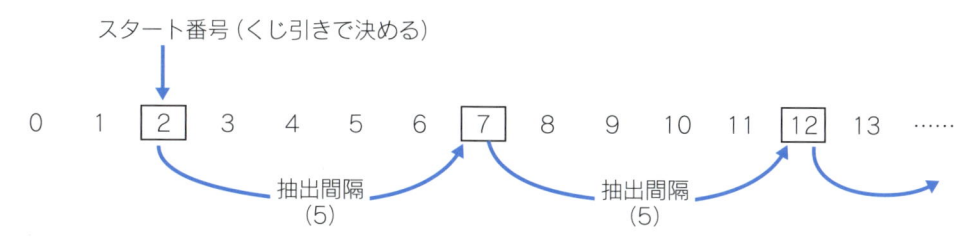

図1-20　等間隔抽出法

3 多段抽出法

調査対象に一連番号をつけることが可能な比較的小さな母集団の場合には，前記の単純無作為抽出法や等間隔抽出法が使われる．しかし，全国規模での調査などのように，一連番号をつけることが不可能な場合や，仮にできたとしても，等間隔抽出法でも膨大な作業量になってしまう場合がある．

ここで，登場してくる方法が**多段抽出法**である．この方法は，1度に標本を選ぶのではなく，いくつかの段階を経て標本を選んでいくのである．図1-21は多段抽出法のうちの2段抽出法を例示したものである．

たとえば，某県の中学生を調査したいとする．ところが，県の全中学生を調査することは困難である．そこで，まず全中学校のリストを作り，その中から無作為にいくつかの中学校を選ぶ（1段：第1次標本）．その抽出された中学校の1年生から3年生までの全員に一連番号をつけ，そして，無作為に何人かの生徒（個体）を選び出す（2段：第2次標本）．ここで，抽出される中学校を**抽出単位**といい，また，その抽出単位の中から選ばれた各生徒を**観察単位**という．

なお，この例において，抽出された中学校の1年生から3年生までのすべての学級に一連番号をつけて無作為に学級を選び，その後，選ばれた学級の生徒名簿を用いて何人ずつかの生徒を無作為に選び出したとする．このような場合は，3段抽出法を用いたことになる．

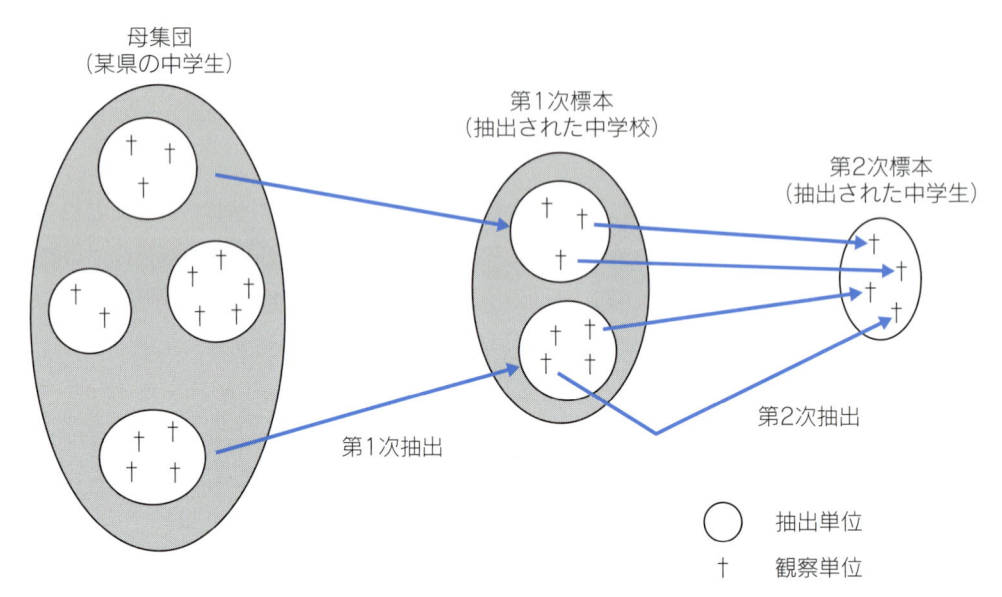

図 1-21　多段（2段）抽出法

1-9　エクセルの基礎

(1) エクセルとは
1 エクセルの初期画面および画面構成
　エクセル（**Excel**）は，四則演算から複雑な関数計算まで実行可能な多機能の表計算ソフトである．そして，入力データや計算結果から作表・作図し，それらを見やすくするためのさまざまな書式や色を設定したり，データベース機能を利用したりする便利な機能が用意されている．

　エクセルはこれまで「エクセル2003」が使われてきたが，今では「エクセル2007」が一般化しつつある．

　EX 図1には，これらの初期画面および画面構成を示す．各シートは，列（A, B, …）と行（1, 2, …）で構成され，双方の番号でセル番地が決められている．そして，アクティブセルにデータなどを入力していく．データなどの作業を進めるシートをワークシートというが，エクセルには複数のシートが重なった状態で存在し，各シートはそのシート名をクリックすることで，本を見るがごとく見ることができるので，「ブック」といわれる．

　なお，本書ではエクセル2003の使用手順を基本として示し，必要に応じてエクセル2007の手順を追加している．

2 四則演算子および数式の活用
　エクセルには多様な計算機能があるが，四則演算子および数式の活用例を EX 図2に示す．エクセルの数式ではカッコは小カッコのみしか使えない．

3 おもな関数一覧
　エクセルの大きな特徴は多様な関数が利用できることである．関数とは，複雑な計算や文字列の処理を一まとめに処理する，あらかじめ定義されている数式である．関数はセルの数式として「＝関数（引数）」の形式で入力する．なお，引数とは入力値のことであり，数値や文字などが入る．

　EX 図3はおもな関数一覧を示している．関数は，数式バーの「*fx*」やツールバーの関数および数式の関数ライブラリーから入力できるが，多用するおもな関数は適宜記憶しておけば，キーボードから直接に入力できて便利である．

48　第1章　統計の基礎

「エクセル2003」の場合

「エクセル2007」の場合

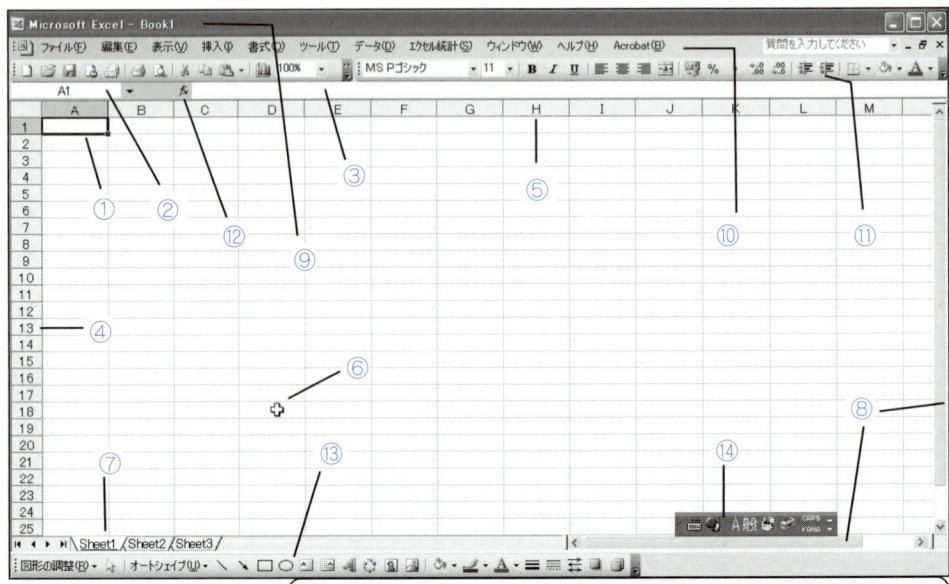

エクセル2007では，エクセル2003までのメニューが「リボン」という目的別ボタン（パネル）にまとめられている。

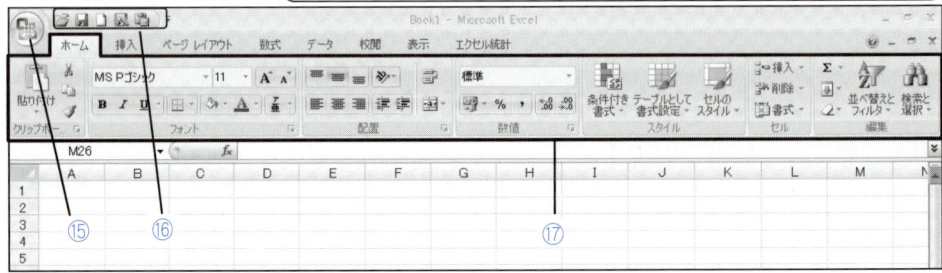

①アクティブセル：入力編集のできるセル．
②名前ボックス：アクティブセルの番地表示．
③数式バー：アクティブセルのデータ等を表示．
④行番号：行の位置を数字で示す．
⑤列番号：列の位置をアルファベットで示す．
⑥マウスポインタ：マウスの動きにあわせて画面上を動くマーク．
⑦シート見出し：シート名をつける．
⑧スクロールバー：画面を上下左右に動かす．
⑨タイトルバー：起動プログラム等を表示．
⑩メニューバー：メニュー名の表示．
　注）統計ソフト「エクセル統計」が追加済み
⑪ツールバー：ツールボタンをまとめて表示．
⑫関数の挿入ボタン：クリックすれば，関数の挿入ダイアログボックスが表示．
⑬図形描画ツール：図形を描くツール．メニューバー「表示」の「ツールバー」の「図形描画」をチェックすれば表示．
⑭言語バー：文字・英数字の入力・変更．
⑮Officeボタン：新規作成，開く，保存，印刷などを選択．
⑯クイックアクセスツールバー：頻繁に使うボタンを表示（追加・削除が可能）．
⑰リボン：ボタンが機能別に分類．

(EXCEL) 図1　エクセルの初期画面および画面構成

● 四則演算子

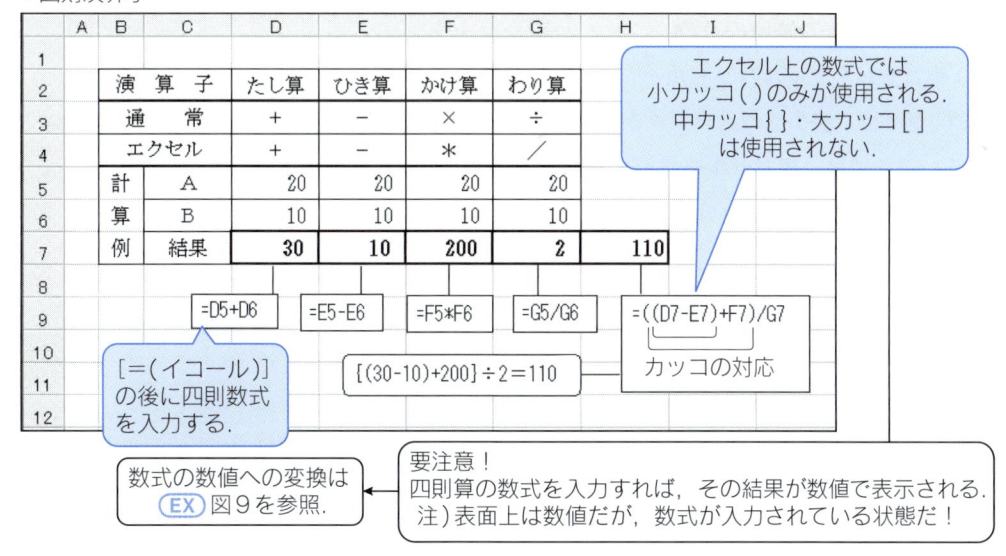

	A	B	C	D	E	F	G	H
1								
2		演算子		たし算	ひき算	かけ算	わり算	
3		通常		＋	－	×	÷	
4		エクセル		＋	－	＊	／	
5	計	A	20	20	20	20		
6	算	B	10	10	10	10		
7	例	結果	30	10	200	2	110	
8								
9			=D5+D6	=E5-E6	=F5*F6	=G5/G6	=((D7-E7)+F7)/G7	

エクセル上の数式では小カッコ( )のみが使用される．中カッコ{ }・大カッコ[ ]は使用されない．

[＝(イコール)]の後に四則数式を入力する．

[(30-10)+200]÷2＝110

カッコの対応

数式の数値への変換はEX 図9を参照．

要注意！
四則算の数式を入力すれば，その結果が数値で表示される．
注）表面上は数値だが，数式が入力されている状態だ！

EXCEL 図2　四則演算子および数式の活用

● 主な関数一覧（本書に使用する関数を中心に）

関数	書式	説明
SUM	＝SUM(数値1,数値2,…)	合計を計算する
MAX	＝MAX(数値1,数値2,…)	最大値を計算する
MIN	＝MIN(数値1,数値2,…)	最小値を計算する
COUNT	＝COUNT(数値1,数値2,…)	数値の個数を計算する
AVERAGE	＝AVERAGE(数値1,数値2,…)	平均値を計算する
STDEV	＝STDEV(数値1,数値2,…)	(不偏)標準偏差を計算する
VAR	＝VAR(数値1,数値2,…)	(不偏)分散を計算する
CORREL	＝CORREL(配列1,配列2)	2つの配列の相関係数を計算する
ABS	＝ABS(数値1,数値2,…)	絶対値を計算する
SQRT	＝SQRT(数値1,数値2,…)	平方根を計算する
IF	＝IF(理論式,真の場合,偽の場合)	条件によって表示を変える

注1）数値とは，関数に与えるデータのことである．
　数値の数は関数によって異なり，数値と数値の間に「,」(コンマ)を入れる．
　計算値を求める関数では，数値には個々の数値や数値のセル範囲が入る．
注2）関数によっては数値ではなく，文字等を入力することもある．

● 関数の入力方法
　① キーボードから直接に入力する．
　② 数式バーの「ƒx」をクリックして入力する．
　③ ツールバー「挿入」→「関数」
　　エクセル2007では「数式」リボン→「関数ライブラリ」

EXCEL 図3　おもな関数一覧

(2) エクセル使用の基礎
1 数式・関数の使用の基礎
(a) 相対セルとフィルハンドル

EX 図4は，表1-2の元データからエクセルの計算機能を使用して比を求める手順を示している．ここでは，**相対セル**を使用した数式の扱いと，**セル範囲の選択**，**右方向コピー**（または**下方向コピー**）および**フィルハンドル**の使用の仕方を解説した．

	A	B	C	D	E	F	G	H	I	J
1										
2										
3			昭35年('60)	45年('70)	55年('80)	平2年('90)	12年('00)	17年('05)		
4		男子出生数	824,761	1,000,403	811,418	626,971	612,148	545,032		
5		女子出生数	781,280	933,836	765,471	594,614	578,399	517,498		
6		性比（男／女）女=100	105.6	107.1	106.0	105.4	105.8	105.3		

① =C4/C5＊100
② クリック ---------→ ③ Shift＋クリック
※セル範囲の選択の仕方
④ 右方向コピーする．
または ② 「C6」のフィルハンドルを「H6」までドラッグする．

<手　順>
① 昭和35年の出生性比（女=100）を求める数式(C4/C5＊100)をセルC6に入力する．
　分子(C4)・分母(C5)は相対セルであり，数式をコピー・移動すると，その移動分に対応してセル番地が変わる．
②③ セル範囲C6:H6を選択する．
　セル範囲の選択：始点セルをまずクリックし，終点セルで「Shift＋クリック」する．
④ 数式①をH6まで右方向コピーする．
　右方向コピー：編集→フィル→右方向へコピー
　　またはC6のフィルハンドルをH6までドラッグする．
　フィルハンドル：アクティブセルの右下角にマウスポインタをおくと，
　　表示される＋マーク．

EXCEL 図4　数式による比の求め方

(b) 絶対セル

EX 図5は，表1-1の元データから**絶対セル**を使用して比率を求める手順を示している．また，単一セルではなく，セル範囲のフィルハンドルの使用の仕方も解説した．

	A	B	C	D	E	F	G	H	I	J	K	L
1												
2								① =E5/$D$5*100				
3												
4				総数	やせ	普通	肥満	やせ	普通	肥満		
5			総　数	2,782	133	1878	771	4.8	67.5	27.7		
6			15～19歳	138	21	101	16	15.2	73.2	11.6		
7			20～29歳	278	20	203	55	7.2	73.0	19.8		
8		男	30～39歳	375	19	256	100	5.1	68.3	26.7		
9			40～49歳	372	9	236	127	2.4	63.4	34.1		
10			50～59歳	488	21	314	153	4.3	64.3	31.4		
11			60～69歳	547	15	364	168	2.7	66.5	30.7		
12			70歳以上	584	29	403	152	5.0	69.0	26.0		
13								②			③	
14												

<手　順>
① 総数の「やせ」の％を求めるセル（H5）に数式（E5/$D$5＊100）を入力する．分母は「D5」（相対セル）ではなく「$D$5」（絶対セル）にする．
　　絶対セルは数式をコピー・移動してもセル番地が変わらない．
② 数式①をH12まで下方向コピーし，数式①の「$D$5」の「5」を「6～12」（下方向）に変更する．
　　「$D$5」は絶対セルのため，下方向コピーで変わらないので，キーボードで変更する．下方向コピーにかわり，H5のフィルハンドル（＋）をH12までドラッグしてもよい．
③ セル範囲H5：J12を選択し，数式②（セル範囲H5：H12の式）を右方向コピーする．
　　下方向コピー（右方向コピー）の仕方：編集→ フィル→ 下方向（右方向）へコピー
　　（エクセル2007では「編集」は「ホーム」リボンにある）
　　右方向コピーに代わり，セル範囲H5：H12を選択し，
　　同範囲の最下セルH12のフィルハンドルをJ列までドラッグしてもよい．
【エクセル2007の場合】
　　上下左右方向コピーは「ホーム」リボンのフィル（右側）で行う．

EXCEL 図5　数式による比率（％）の求め方

(c) 偏差値

EX 図6は，エクセルの計算機能を利用して，数式を入力して偏差値を求める手順を示している．AVERAGE関数で平均値を，STDEV関数で標準偏差を求め，その上で，

$$偏差値 = 標準得点 \times 10 + 50$$

の式で偏差値を求める（p.34，**One Point**⑦を参照）．

	A	B	C	D	E	F	G	H	I	J	K
1											
2		氏名	得点	偏差値							
3		A さん	79	56.8			②				
4		B さん	65	45.4		=((C3-$C$13)/$C$14)*10+50					
5		C さん	91	66.6							
6		D さん	66	46.3			偏差				
7		E さん	73	52.0			標準得点				
8		F さん	58	39.7							
9		G さん	86	62.6							
10		H さん	53	35.7		(+)	③フィルハンドル をドラッグする．			
11		I さん	61	42.2							
12		J さん	74	52.8							
13		平均値	70.6			=AVERAGE(C3:C12)			①		
14		標準偏差	12.3			=STDEV(C3:C12)					
15											

＜手　順＞
① AVERAGE関数で平均値を，STDEV関数で標準偏差を求める．
② 偏差値を求める数式（標準得点×10＋50）を入力する．
　　標準得点＝ 偏差／標準偏差
　　偏差＝ 各得点－平均値
　　まず，セルD3にAさんの偏差値の数式を入力する．
　　平均値・標準偏差は移動による変化がないように，絶対セル（$付）にする．
③D3の数式をD12までフィルハンドルでドラッグする．
　下方向コピーをしてもよい．

EXCEL 図6　偏差値の求め方

(d) SUM関数

EX 図7は，$\Sigma\blacktriangledown$（オートSUM）を使用した合計の求め方である．また，**EX** 図8には，$\Sigma\blacktriangledown$を使用して，クロス集計のタテ・ヨコの合計を一括して求める方法を示す．

このSUM関数および$\Sigma\blacktriangledown$の便利な機能を使用すれば，効率よくデータの整理ができる．

1-9 エクセルの基礎

[Excelの画面: B2～E7の表。見出し「男子」「女子」「計」、行見出し「小学低学年」「小学高学年」「中学生」「高校生」「計」。C列に 227, 267, 249, 99、D列に 204, 253, 218, 169。C7セルに「=SUM(C3:C6)」が入力中で、C3:C6が点線で囲まれている]

②Σをクリックする．

①③

＜手　順＞
①合計を記入したいセルC7をクリックする．
　合計したい連続セルの真下のセルにする．
　横の合計では真横のセルE3にする．
②ツールバーの「Σ」をクリックする．
③セルC7に「=SUM(C3:C6)」が自動的に入力される．
　合計するセル範囲が黒色で表示．正しければEnterする．
　正しくなければ，キーボードで正しい範囲を選択する．
　上記②の時点でダブルクリックすれば，結果（数値）が表示される．

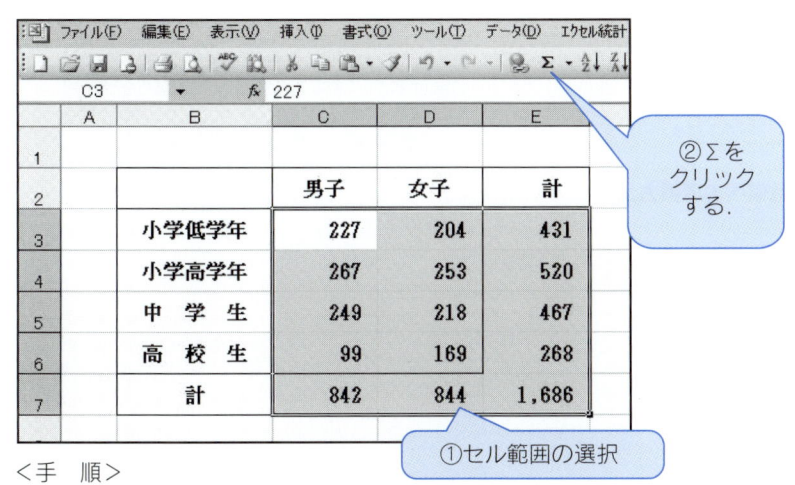

(EXCEL) 図7　Σ▼ による合計の求め方

[Excelの画面: 同じ表で、C3:E7が選択され合計値が表示されている。E列: 431, 520, 467, 268、7行: 842, 844, 1,686]

②Σをクリックする．

①セル範囲の選択

＜手　順＞
①「計」を含むすべてのセル範囲C3：E7を選択する．
　タテ・ヨコの計だけなら，それぞれの計のみを含める．
② ツールバーの「Σ」をクリックする．
　タテ・ヨコの計が自動的に表示される．

(EXCEL) 図8　Σ▼ による合計の一括計算

(e) 数式の数値への変換

エクセルによる数式や関数の計算結果は，まず，その結果としての数値などが表面上は表示されるが，セルには数式が入力されている状態である．数式を入力し数値が正確に表示されることが確認されれば，数式を数値のみにしておくとよい．数式入力のままにしておくと，行・列およびセルの移動や削除などを行えば，表示の数値が変化する，もしくはおかしくなる．この数式を数値のみに変換するには EX 図9に示すように「**形式を選択して貼り付け**」を使用する．

なお，ピボットテーブル (p.93 EX 図22を参照) による結果を数値のみにして表示する場合も， EX 図9に示した手順に準じる．

● 数式の数値への変換

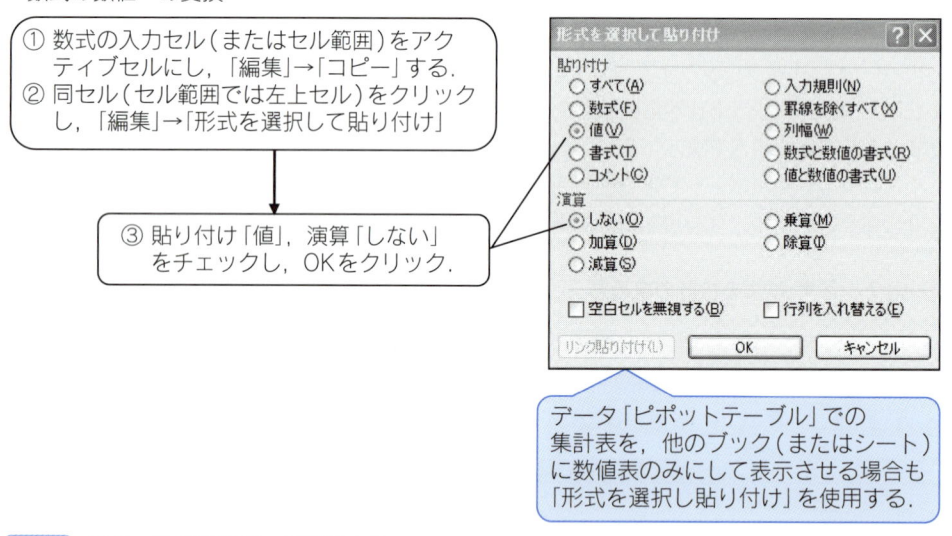

① 数式の入力セル（またはセル範囲）をアクティブセルにし，「編集」→「コピー」する．
② 同セル（セル範囲では左上セル）をクリックし，「編集」→「形式を選択して貼り付け」
③ 貼り付け「値」，演算「しない」をチェックし，OKをクリック．

データ「ピボットテーブル」での集計表を，他のブック（またはシート）に数値表のみにして表示させる場合も「形式を選択し貼り付け」を使用する．

EXCEL 図9　数式の数値への変換方法

(f) 置換の活用

EX 図10は置換ダイアログボックスを示す.「検索する文字列」,「置換後の文字列」に該当する文字およびデータを入力し,「すべて置換」または「置換」をクリックする(p.57,One Point⑩を参照).

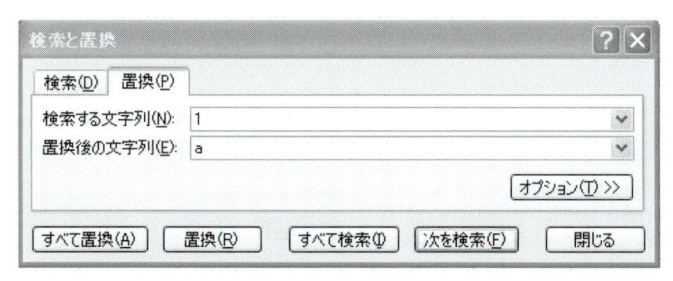

＜手　順＞
① 検索・置換したいデータおよび文字範囲を選択する.
② エクセル2003：「編集」→「置換」
　　エクセル2007：「ホーム」→「編集」→「検索と選択」→「置換」
③置換ダイアログボックスに該当する文字および数値を入力する.

EXCEL 図10　置換ダイアログボックスの活用

2 図・グラフの使用の基礎

(a) 棒グラフの作図法

EX 図11は，エクセルの**グラフウィザード**を使用した棒グラフの作図法の手順を示す.グラフウィザードから棒グラフを選択するのがポイントであるが，縦棒にするか，横棒にするかを選択する.

棒グラフは，実数および比率の比較によく用いられるが，とくに比率の場合は帯グラフや円グラフで作成すべきものを棒グラフで作成しないように特に注意が必要である(帯グラフや円グラフは％の合計が100％になる場合に用いる).

56　第1章　統計の基礎

1) データ範囲B2：I3を指定し，グラフウィザードをクリックする．

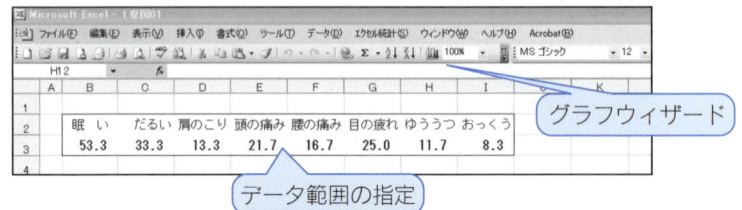

　　　　　　　　　　　　　　　　　　　　グラフウィザード
　　　　　　　　　　データ範囲の指定

2) 作成したい図を選択し，「次へ」

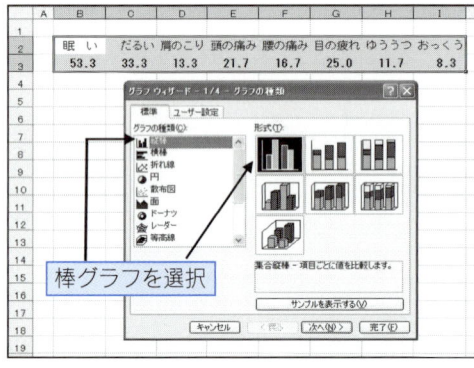

　棒グラフを選択

3) 作成したいグラフかを確認し，「次へ」

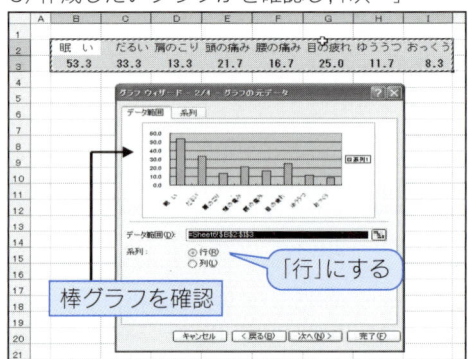

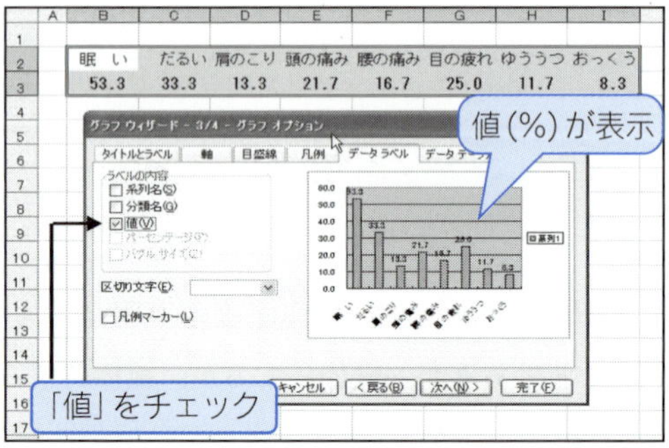

　棒グラフを確認　　　「行」にする

　値(%)が表示

「値」をチェック

4)「グラフオプション」の該当するものを
　クリックし，必要な記入および指定をする．
　その後「次へ」
　①「データラベル」をクリックし，「値」を
　　チェックする．
　　　⇒ グラフに値(%)が表示される．
　②「凡例」をクリックし，
　　「凡例を表示する」のチェックをとる．
　　　⇒ 凡例の表示がとれる．
5)「グラフ作成場所」で「新しいシート」
　をチェックし，「完了」をクリック．
　「オブジェクト」をチェックすると，データ
　の同じシートにグラフが表示される．
6) 新しいシートに棒グラフが表示される．

【エクセル2007の場合】
2, 3)「挿入」リボンの棒グラフを選択する．
　⇒棒グラフがデータのシートに作成される．
　⇒「デザイン」リボンのグラフの移動で新規
　　シートに変更できる．
4) ①②データラベルなどは「レイアウト」
　　リボンで指定する．

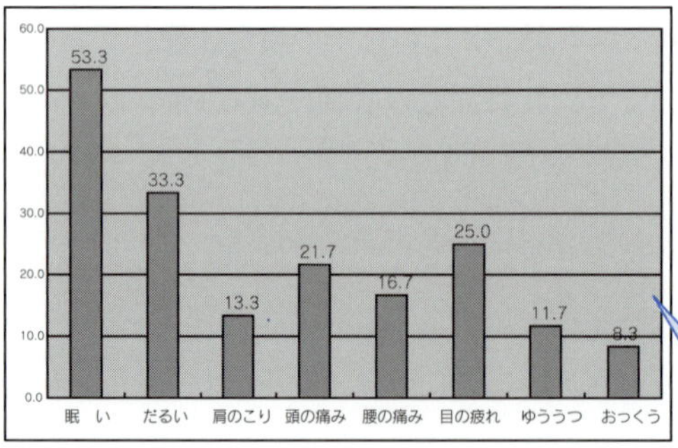

このグラフ上で，文字フォントとその
大きさ・背景の色等をそれぞれ指定し
見やすいグラフに完成させる．

(EXCEL) 図11　グラフウィザードによる棒グラフの作図法

(b) 平均値と標準偏差の図示法

(EX) 図12は，グラフウィザードを使用した平均値と標準偏差(SD)の図示法の手順を示す．とくに標準偏差を図示するには，図示された棒グラフをダブルクリックして「データ系列の書式」を表示させる．そして，その「Y誤差範囲」タブをチェックし，「表示(D)」の「正方向」(標準偏差を示す線が正方向のみに図示)または「両方向」(標準偏差を示す線が上下の両方向に図示)を選択し，また，「指定(+)」に「標準偏差のデータ範囲」を入力することがポイントである．

(c) 階級分け，度数分布の作成法と図示法

(EX) 図13は，分析ツール「ヒストグラム」を利用した，階級分けおよび度数分布の作成法とその図示法を示す．この方法では，分析ツール「ヒストグラム」をチェックし，入力範囲，データ区間に，該当のデータ範囲を入力し，「累積度数分布の表示」と「グラフ作成」をチェックすることがポイントである．

(d) 相関図および回帰直線の図示法

(EX) 図14は，グラフウィザードを利用した相関図および回帰直線の図示法を示す．グラフウィザードの「散布図」を選択し，ツール「グラフ」をクリックする．そして，「近似曲線の追加」を選択し近似直線を表示させる．その近似直線をクリックし「近似曲線の書式設定」を表示させ，その「オプション」で「グラフに数式を表示する」をチェックするのがポイントである．

One Point ⑩

置換のコツ

置換の手順を，①「1→3」，②「3→1」とする場合，①置換で「1」が「3」になるが，その後すぐさま，②置換を施行すれば，「1」から置換された「3」も「1」になり，結果的に「3」がなくなることに要注意．とくに選択肢が多いと，このような過ちをおかしやすい．そこで，①「1→a」，②「3→b」とし，その後，③「a→3」，④「b→1」とするとよい(アルファベットを介する)．

① 平均値のデータを選択する．

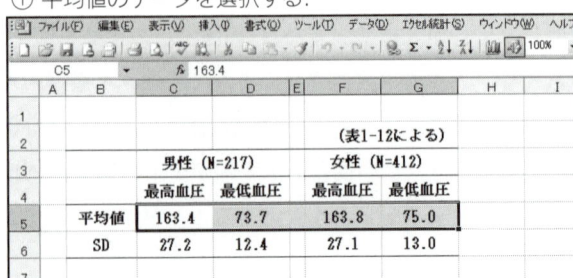

② グラフウィザードをクリックする．
③ 棒グラフを選択する．
④ 棒グラフの確認・表示をする．
　注）以上，(EX) 図11を参照．
⑤ グラフの表示場所に
　「オブジェクト」をチェックする．
　（説明上オブジェクトを
　チェックする）

⑥ 棒グラフがデータ表と同じシートに表示される．

⑦ 棒グラフをダブルクリックすれば「データ系列の書式」が表示される．

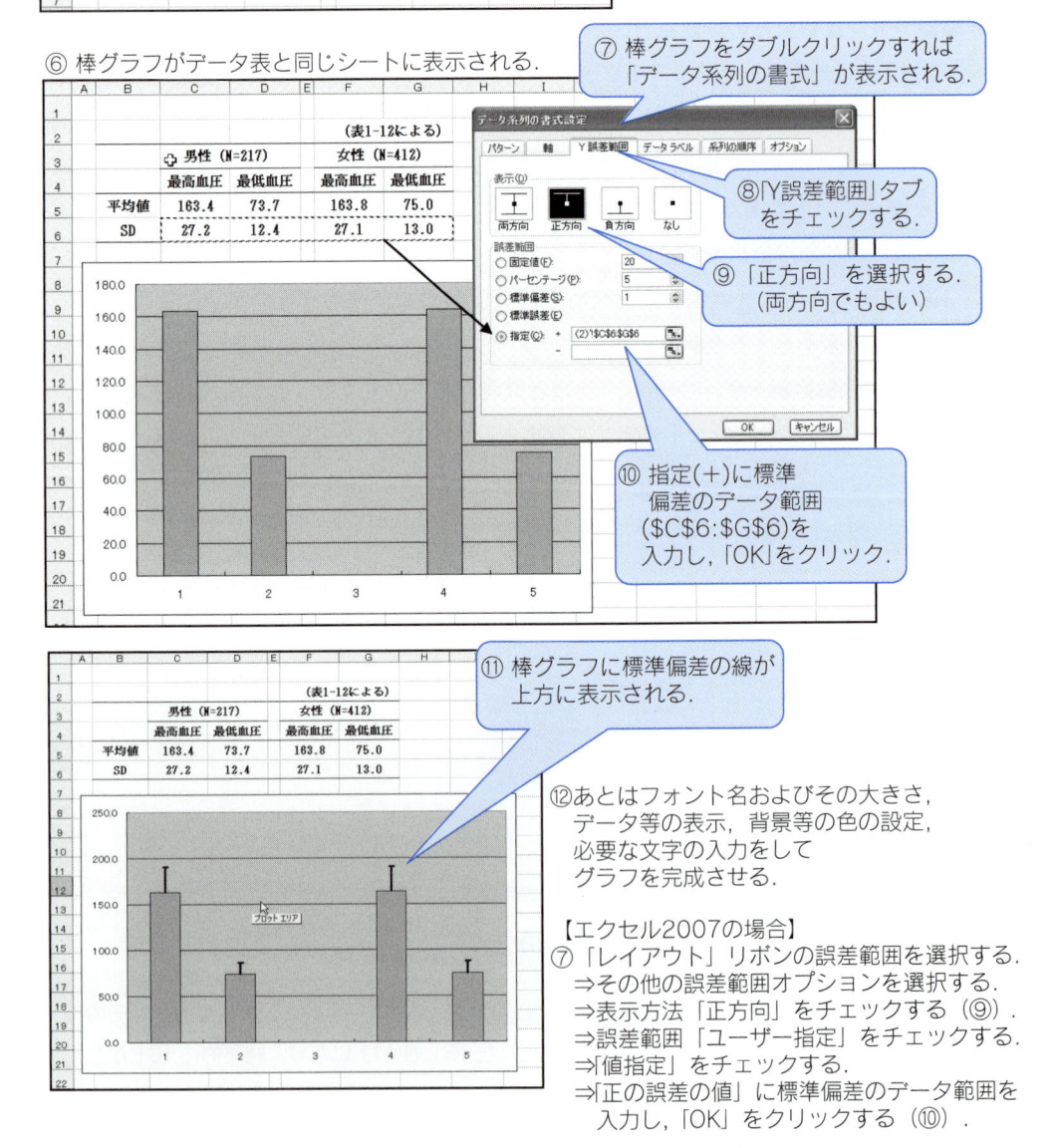

⑧「Y誤差範囲」タブをチェックする．

⑨「正方向」を選択する．
　（両方向でもよい）

⑩ 指定(＋)に標準偏差のデータ範囲($C$6:$G$6)を入力し，「OK」をクリック．

⑪ 棒グラフに標準偏差の線が上方に表示される．

⑫ あとはフォント名およびその大きさ，データ等の表示，背景等の色の設定，必要な文字の入力をしてグラフを完成させる．

【エクセル2007の場合】
⑦「レイアウト」リボンの誤差範囲を選択する．
　⇒ その他の誤差範囲オプションを選択する．
　⇒ 表示方法「正方向」をチェックする（⑨）．
　⇒ 誤差範囲「ユーザー指定」をチェックする．
　⇒「値指定」をチェックする．
　⇒「正の誤差の値」に標準偏差のデータ範囲を入力し，「OK」をクリックする（⑩）．

(EXCEL) 図12　グラフウィザードによる平均値および標準偏差の図示法

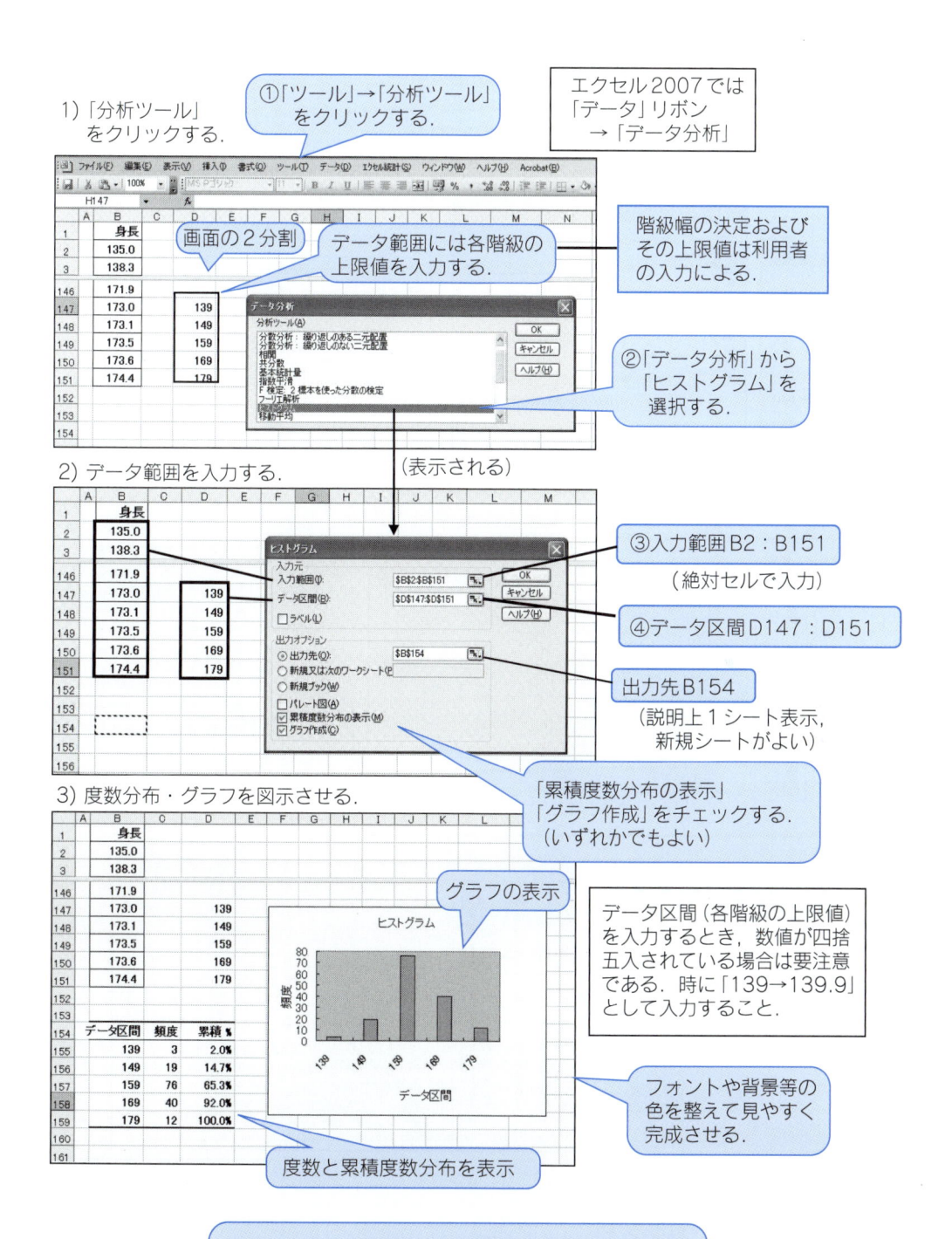

EXCEL 図13 階級分けおよび度数分布表・ヒストグラムの作成法

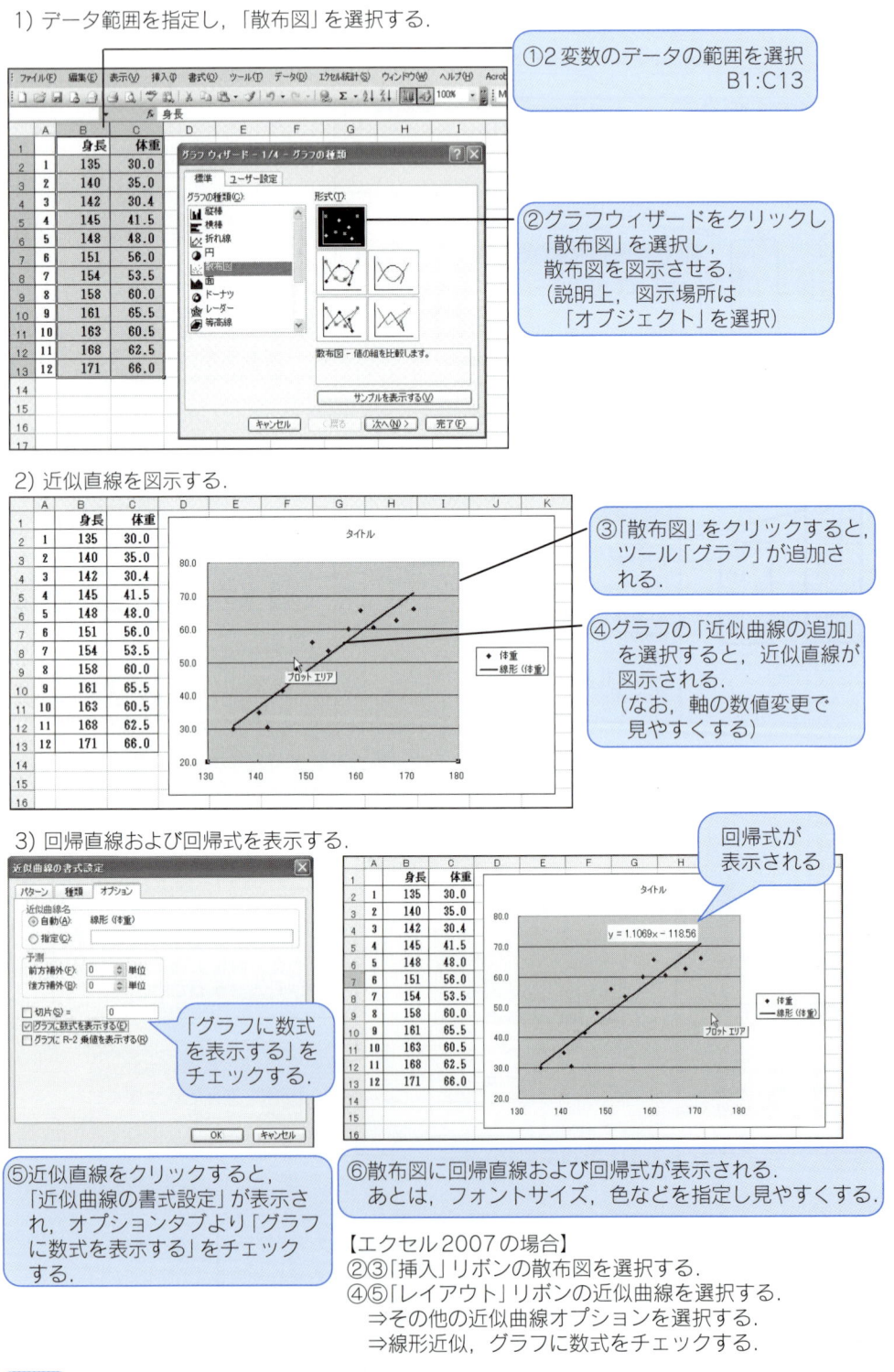

1) データ範囲を指定し，「散布図」を選択する．

①2変数のデータの範囲を選択 B1:C13

②グラフウィザードをクリックし「散布図」を選択し，散布図を図示させる．
（説明上，図示場所は「オブジェクト」を選択）

2) 近似直線を図示する．

③「散布図」をクリックすると，ツール「グラフ」が追加される．

④グラフの「近似曲線の追加」を選択すると，近似直線が図示される．
（なお，軸の数値変更で見やすくする）

3) 回帰直線および回帰式を表示する．

回帰式が表示される

$y = 1.1069x - 118.56$

⑤近似直線をクリックすると，「近似曲線の書式設定」が表示され，オプションタブより「グラフに数式を表示する」をチェックする．

「グラフに数式を表示する」をチェックする．

⑥散布図に回帰直線および回帰式が表示される．
　あとは，フォントサイズ，色などを指定し見やすくする．

【エクセル2007の場合】
②③「挿入」リボンの散布図を選択する．
④⑤「レイアウト」リボンの近似曲線を選択する．
　⇒その他の近似曲線オプションを選択する．
　⇒線形近似，グラフに数式をチェックする．

(EXCEL) 図14　相関図と回帰直線の図示法

第 2 章
調査票から データベースの作成まで

2-1 調査の企画・実施手順

　統計調査の規模の大小，対象者および方法などは多岐にわたる．また，その実施手順も異なることがある．しかし，原則的な実施手順は図2-1のようにまとめられる．つまり，①調査目標の明確化，②調査対象・方法の決定，③調査票の作成，④調査の実施，⑤集計，⑥分析ということである．

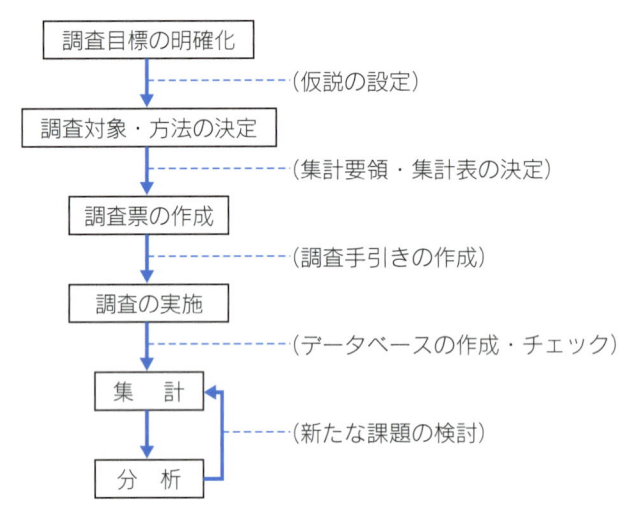

```
調査目標の明確化 ----(仮説の設定)
    ↓
調査対象・方法の決定 ----(集計要領・集計表の決定)
    ↓
調査票の作成 ----(調査手引きの作成)
    ↓
調査の実施 ----(データベースの作成・チェック)
    ↓
集　計 ←┐
    ↓    ----(新たな課題の検討)
分　析 ─┘
```

図2-1　統計調査の実施手順（概要）

(1) 調査目標の明確化
1 記述調査と仮説検証調査
　統計調査では，対象集団の集団特性を明らかにするために調査を企画する．統計調査を行おうとするからには，そこには必ず対象集団の何を明らかにしたいかという目標があるはずである．

　目標を明確化するという場合，対象集団の事象（変数）の実態をありのままに知りたいという目標と，その事象（変数）の違いに影響をおよぼす要因やその違いがもたらす結果を知りたいという目標の大きく2つがある．前者は**記述調査**または**事実検索的調査**での目標であり，実態調査や事例調査のほとんどがこのタイプである．後者は**仮説検証調査**での目標である．ただし，これらの調査は個別に企画される場合だけでなく，双方を包含する調査として企画される場合がある．

2 記述調査の目標設定
　ここで，食生活と健康との関係について考えてみよう．生活様式が現代的に変化するにとも

なって，食生活にもさまざまな変化をもたらし，とくに健康の阻害要因としての食生活が問題視されてきている．つまり，食事の不規則化，個食や夜食の増加，欠食や外食の増加などの問題点が指摘されている．

そこで，このような食生活の問題点とその健康影響を明らかにしたいとする．そのための調査目標は，「食生活の問題点を明らかにする」（記述調査としての目標）ということと，「それらの問題点の健康影響を明らかにする」（仮説検証調査としての目標）ということが考えられる．

「食生活が問題だ」という場合，その問題点をどのような指標でとらえるかが重要である．ここでは「朝食の欠食」「夜食の多食」…とする．そこで，朝食や夜食の摂食状況などの実態を，性別，年代別，年次別，地域別などの観点において分析することで，食生活の問題点が明らかにできる．たとえば「朝食の欠食」は，都市・農村地域を問わず（地域分析による），経年的に増加しており（年次分析による），男女とも（性別分析による），とくに若年層で多くなっている（年代分析による）ということが明らかにできよう．

③ 仮説検証調査の目標設定

また，仮説検証調査では，図2-2のように仮説を設定し，その仮説と調査結果が一致するかどうかを検証しようとする．この場合，まず「食生活が問題だと健康状態は悪い」という一般的仮説（理論仮説）を設定する．

次に，食生活の問題点と健康状態を指標化する必要がある．食生活の問題点については前記

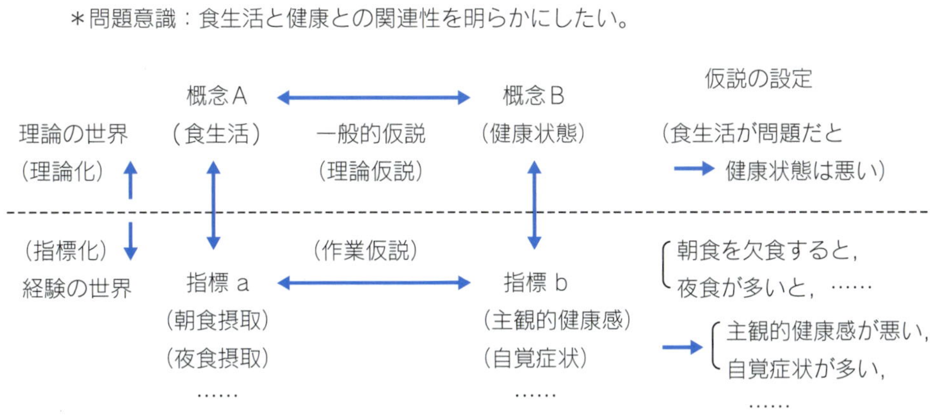

*問題意識：食生活と健康との関連性を明らかにしたい．

理論の世界 （理論化）	概念A （食生活）	←一般的仮説→ （理論仮説）	概念B （健康状態）	仮説の設定 （食生活が問題だと → 健康状態は悪い）
経験の世界 （指標化）	指標a （朝食摂取） （夜食摂取） ……	（作業仮説）	指標b （主観的健康感） （自覚症状） ……	{ 朝食を欠食すると， 夜食が多いと，…… → { 主観的健康感が悪い， 自覚症状が多い，……

注1）食生活の問題点として「朝食の欠食」「夜食の多食」……とした．
注2）健康状態の指標として「主観的健康感」「自覚症状」……とした．
注3）概念Aおよび指標aは説明変数（独立変数），概念Bおよび指標bは目的変数（従属変数）となるので，右方向「→」で示すべきであろう．しかし，健康状態が良ければ，食欲が増進したり欠食をしなくなったりすることがあるので両方向の矢印で示した．
注4）作業仮説が調査結果によって検証されると，理論化および一般化の方向に考察を行うことになる．

図2-2 一般的仮説と作業仮説

の「朝食の欠食」「夜食の多食」などが，健康状態については「主観的健康感」「自覚症状」などが指標として設定される．そして，指標レベルでの仮説が作業仮説というものである．つまり，朝食を欠食する（夜食が多いなど）と，主観的健康感が悪い（自覚症状が多いなど）ということである．

　ただし，食生活と健康との関連性をみたい場合，それらの指標をどう設定するかは，その関連性をどのような対象で，どのような方法で，どういう視点で分析するかによって異なるものである．たとえば，健康指標についていえば，前記の指標のほかに，学童が対象なら学校の出席状況などが，高齢者なら持病の有無や受診状況，夜間尿回数などが指標となり得る．また，健診データが入手できれば，その結果を健康指標とすることができる．

　なお，食生活と健康の関連性については，多くの先行研究で明らかにされている．「朝食を欠食すると主観的健康感が悪い」なども周知のことであろう．そのような場合，「朝食を欠食すると健康感が悪い」（AならBである）というのは仮説というより，ひとつの事実に過ぎないということになる（新たな知見となり得るなら，仮説としての意義は大きい．**図2-2**はそういう前提で考えよう）．この場合は，「AならBである」という仮説を左右していると考えられる媒介変数を考える．たとえば，ここでは媒介変数として「夜ふかし」を考える．そして，「朝食欠食者の主観的健康感が悪いのは，夜ふかしをする者が多いからだろう」というような仮説を設定するとよいであろう．媒介変数は複数に考えられる．

　媒介変数を考慮した仮説が検証されれば，たとえば前例では，健康の向上には「朝食を毎日食べましょう」というより，媒介変数としての「夜ふかし」の改善を重視するまたは優先する指導が必要だということになる．

(2) 調査対象・方法の決定

　調査目標とは，どの対象集団の何を明らかにしたいかということである．したがって，調査目標の設定の時点では，対象集団が特定されている必要がある．そして，その対象集団に対して，どのような方法で調査を実施すれば，調査目標が明らかにできるかを考える．

1 調査の規模と対象集団

　調査の規模について考えてみよう．食事などの毎日起こる**頻発事象**を明らかにしたいという調査目標を設定すれば，比較的小規模の対象集団でも明らかにできよう．しかし，死亡や疾病の発生などのまれに起こる**偶発事象**を明らかにしたいという場合は，比較的大規模の対象集団の設定が必要である．

2 調査方法

　調査方法は，**表2-1**の通り，対象選定の違いによる区分（**全数調査と標本調査**：p.43を参照），目標設定の違いによる区分（**記述調査と仮説検証調査**），時間的特徴による区分（**横断調査と縦断調査**），情報入手の手段による区分（**観察法，面接法，質問紙法**），回答方式による区分（**自

表 2-1　調査方法の区分

1) 対象選定の違いによる区分
   ①全数調査：母集団全体を調査する方法．
   ②標本調査：母集団から抽出した標本を調査する方法．
2) 目標設定の違いによる区分
   ①記述調査：事象(変数)の実態を明らかにするための調査であり，
     ほとんどの実態調査や事例調査などが含まれる．
   ②仮説検証調査：仮説を設定し，それを検証するための調査であり，
     事象(変数)の違いに影響を及ぼす要因やその違いがもたらす結果を知る方法．
3) 時期的特徴による区分
   ①横断調査：ある一時点での調査．
   ②縦断調査：同一集団の時間的変化の調査．
4) 情報入手の手段による区分
   ①観察法：調査員の観察によって対象特性に関する情報を得る方法．
   ②面接法：調査員が対象者に直接に質問し，その回答をもとに調査票に記入する方法．
   ③質問紙法：質問紙を対象者に渡して，対象者自身に回答してもらう方法．
5) 回答方式による区分
   ①自計式：対象者自身が調査票に回答する方法．
   ②他計式：調査員が対象者に質問し，その回答を調査票に記入する方法．
6) その他
   ①留置法：調査票をあらかじめ配布し，対象者自身に記入してもらい，
     その後に回収する方法．
   ②郵送法：調査票を郵送し，記入後に返送してもらう方法．

計式と他計式)，その他(留置法，郵送法など)に区分できる．

　各調査方法にはそれぞれの特徴があり，しかも，実際の調査は，それらの調査方法を組み合わせて実施するものである．

③ 集計要領および集計表

　調査目標を明確にし，対象集団や調査方法が決定されると，調査票の作成作業に入るが，その作業に先駆けて，調査目標を明確にするための**集計要領**および**集計表**を決定しておく必要がある．調査実施後の集計の時点で集計要領および集計表を検討することもあるが，この場合，調査目標の明確化が不十分であったりすると，無駄な集計作業を重ねたりすることになる．

(3) 調査票の作成

① 作業仮説と質問項目

　前記のように，一般的仮説を受けて作業仮説を設定する時点で，どのような**指標**を設定するべきかを決める必要がある．指標が決まった時点で，それを調査票の質問項目にする．たとえば，図2-2の場合は食生活では朝食や夜食の摂食状況などが，健康状態では主観的健康感や自覚症状などが質問項目として当然組み込まれる．

　また，たとえば肥満度と健康の関連性を明らかにしたい場合，身長・体重を計測したり，腹

囲を計測したりする必要がある．そして，身長・体重から肥満度の指標であるBMIを算出したりする．または，自己選択の体型および体型意識が健康と関連性があるかを明らかにしたい場合，体型のシルエット法を用いて自分の体型を選択させたり，太っているかやせているかの体型意識を聞く必要がある．

　このように，項目設定は調査目標や調査方法などによって異なるものである．

2 質問の回答形式

　次に，指標化（質問項目の設定）がなされても，その回答の形式に留意すべきである．質問の回答形式は，①**自由回答法**（対象者にそのまま回答してもらう），②**2項選択法**（「ある」「ない」などのように，選択肢が2つの場合），③**多項選択法**がある．多項選択法には，3つ以上の選択肢から1つを回答する方法（**単記法**）と2つ以上を回答する方法（**連記法**または**複数回答**）がある．また，単記法の場合でも，並列の複数の選択肢から単一の選択肢を選ぶ場合と，大中小・上中下などのような順序尺度の選択肢から単一の選択肢を選ぶ場合がある．

3 質問文の作成法

　①文型はできるだけ肯定文型の疑問文にする．

　たとえば，「あなたは，ここ3カ月の間に医者にかかったことがありますか」などの様式である．「医者にかかったことはありませんか」といった否定文型は避けたい．とくに二重否定の文型は混乱のもとである．

　②限定条件が必要な場合はその条件を明示した文章にする．

　たとえば，前記の文で「あなたは，医者にかかったことがありますか」と聞けば，ほとんどが「はい」と回答するであろう．そこで「ここ3カ月の間」という限定条件を明示して聞くようにする．

　ただし，この受診の期間設定は，受診の頻度が対象者によって異なる場合には，たとえば高齢者では「ここ1カ月の間」，若年者では「ここ1年の間」などという適当な条件設定で聞くようにする．

　③用語の定義・意味が明確な文章にする．

　たとえば「あなたは，どんな種類の食べ物が好きですか」と聞いたとする．この場合，食べ物の定義および意味は，食品の種類，料理の種類，調理法や味付けなど，回答者によってその受け止め方は違うものである．好きな食品名を聞きたいなら食品名を聞く，好きな料理名を聞きたいなら料理名を聞くような文章にする．

　また，「あなたの家はどこですか」と聞いたとする．ここで「家」とは，現住所であったり，実家であったりする．とくに自宅通学が困難な大学生などを対象にする場合は要注意である．現住所を聞きたいなら，「現住所はどこですか」と聞けばよい．

　④定義・意味の異なる複数の用語を用いない．

　たとえば，「健康のために食事に気をつけたり運動したりしていますか」のような質問文で

ある．食事や運動は重要な健康法である．しかし，運動はとくにしていないが食事には気をつけている人，運動はしているが食事にはとくに気をつけていないという人もいる．食事と運動は別々の文章で聞くことである．

なお，「健康のために食事に気をつけていますか」と聞く場合でも，「はい」との回答率はかなり高いものとなる．そこで，気をつけている内容に留意する必要がある．誤った健康情報や栄養情報がマスメディアなどによって助長され，それらの情報に基づいた内容であれば逆に問題である．

⑤誘導質問はさける．

たとえば，「今や結核という病気は非常に少なくなってきたと思いますが，あなたもそう思いますか」などの場合である．この場合「そう思う」との回答が多くなるのは当然である．

⑥質問を精選し項目数を限定する．

この際だから調べておこうとか，関心事だから聞いておこうとかで，必要以上の質問を追加しないようにすることである．さもないと，回答者に負担をかけ，正確な回答が得られにくくなったり，時に調査拒否されたりすることがある．

4 **調査手引きの作成**

調査目標や対象・方法に基づいて調査票が作成されれば，調査の実施に入る前に，調査手引きを作成する．調査手引きの作成は，まず調査の実施者や協力機関との間において，調査目標や内容，調査手順について共通認識をもつ意味で重要である．また，とくに面接法で複数の調査員が関わる場合は，面接手法などの統一を図るようにする意味からも重要である．

調査手引きに盛り込むべきおもな事項は，次のようなものである．

・調査の目的
・調査対象についての説明
・調査事項についての説明
・面接などの際の注意点
・質疑応答集

（4）調査の実施

調査方法は前記したように多岐にわたるが，調査の目標や対象，調査の可能性やしやすさなどによって選択する．しかし，調査の実施にあたって重要な点は，有効回答率を高めることと正確な回答を得ることであり，そのための工夫をする．

そのためには，主に次の点に配慮すべきである．

①調査実施の協力体制の確立

協力機関および対象者への協力依頼状を作成し，調査の主旨や目的，対象者選択の理由，データ処理の仕方，調査結果の活用法，プライバシー保護などを明記し説明を行う．

②調査員説明会・調査手引きの活用

また，調査員説明会を開催したり調査手引きを活用したりして，調査員に調査の主旨や目的を十分に理解してもらう．また，質問内容の周知を図り，質問の仕方や想定されるさまざまな疑問への応答の仕方などについて，共通の理解を深めておく必要がある．

③調査の回収および調査不能の把握とその対応

回収できた調査票については，質問すべてに目を通して，記入もれ，記入ミスなどの不備がないかを点検する．時には不備な点を追加・確認することを指示する．調査不能の調査票については，不能の理由をただし，再度調査をすべきか，回収の督促依頼をすべきかなどを検討する．

(5) 集計・分析

集計・分析については，次章以下で詳細に記述するが，事前に調査目標に沿った集計要領および集計表が作成してあれば，それに準じた集計・分析作業を進めると，効率よく効果的な作業が展開できる．

ただし，集計・分析を進めていると，事前に予測できなかった，または重視していなかった新たな課題が出てくることがある．この場合は追加の集計・分析を試みるとよい．そして，それに沿って調査目標の若干の修正が求められることもある．

いずれにしても，集計・分析にあたっては，次に述べるように，まずデータベースを作成し，そのデータチェックを行った上で集計作業に入る．

2-2 データベースの作成

エクセルでは，ワークシート上にデータなどを入力していく．データなどが入力されたシートを**データベース**という．調査・研究のデータを整理する時，まずデータベースを作成する．そして，そのデータベースの集計作業を行い，その結果を作表・作図するという手順となる．

以下では，データベースの作成にあたっての主な留意点を説明する．

(1) ケースと変数

データベースを作成するには，**表2-2**の通り，ケースと変数の関係をまず理解することが必要である．**ケース**とは調査研究の対象の1つ1つの個体（個人）のことをいい，**変数**（変量）とはそれぞれのケースの調査項目の1つ1つのことをいう．変数名はすべて違うものにする必要がある．

表 2-2　ケースと変数

	A	B	C	D	→
1	ケース名	性	年齢	身長	→ 変数名
2	A さん	2	10	133.1	→
3	B さん	1	11	136.4	→ （各ケースのデータ）
4	C さん	2	12	140.3	→
↓	↓	↓	↓	↓	

行　（各変数のデータ）

注1) 男→「1」，女→「2」とコード化し入力する．

表 2-3　経時的データの入力方法（3 年間の身長・体重の入力の例）

＜変数（項目）ごとにまとめる＞

	A	B	C	D	E	F	G
1	ケース名	06身長	07身長	08身長	06体重	07体重	08体重
2	A さん	133.1	145.2	150.4	30.3	36.2	39.8
3	B さん	136.4	152.0	157.2	32.6	40.5	45.2
4	C さん	140.3	143.6	149.7	40.4	44.2	50.5

C3には「Bさんの07身長」が入力される．

＜年度ごとにまとめる＞

	A	B	C	D	E	F	G
1	ケース名	06身長	06体重	07身長	07体重	08身長	08体重
2	A さん	133.1	30.3	145.2	36.2	150.4	39.8
3	B さん	136.4	32.6	152.0	40.5	157.2	45.2
4	C さん	140.3	40.4	143.6	44.2	149.7	50.5

C3には「Bさんの06体重」が入力される．

注1) 06：2006年，07：2007年，08：2008年を意味する．
注2) 変数ごとに経年データを入力するか，年度ごとに変数をまとめて入力するかは，入手できたデータの形式に準じ，入力しやすい変数名の設定をすること．

　ワークシートでは，一般的に，各列（A, B, …）には同一変数の各ケースのデータを，各行（1, 2, …）には同一ケースの各変数のデータを入力する．したがって，不明および未記入データがあれば，その入力セルは余白にする．
　表2-3は経時データ（経年データ）と変数との関係を示したものである．経年データにおいては，年度の数字を添え字に利用することで，同一変数でも年度に対応した別々の変数として区分できる．また，経年的データでは，変数（項目）ごとに経年データを入力する，または，

年度ごとに変数をまとめて入力するという方法が考えられるが，いずれの形式にするかは，入手したデータの形式やデータ入力のしやすさを考慮して変数名を決定・入力すればよい．

(2) 調査票と入力ポイント
1 調査票と変数名
表2-4は，調査票の例とその入力ポイントを示す．この表の結果を入力したデータベースがp.73 EX 図15である．

ここでは「1」行に変数名を入力した．変数名は調査票の質問順に，質問内容を簡潔に表現できる簡略語で設定・入力する．また，変数名には質問番号に対応した数字を添え字としてつける．それは，入力時に調査票のどの質問データを入力しているか，または，ある期間を経ても入力データがどの質問のデータであるかを確認・チェックできるようにするためである．

データには質的データと量的データがあるが，質的データでは選択肢の番号を，量的データでは数値そのものを入力する．

また，質的データでも「複数回答」の場合は，選択肢の数だけ入力セルを設け，○のついているセル（選択肢）では「1」を入力する．例示した調査票では自覚症状を8項目（選択肢）設定し，該当するものを複数回答で聞いている．したがって，8つの各自覚症状を「6.1」から「6.8」まで（「6」は質問番号）として，「G」列から「N」列の8列に対応させて入力する．

2 ID番号
ID番号は，入力データのケースを特定する番号であり，調査票と必ず同一にする．ID番号は調査後に記入不備や未提出の調査票を除いた有効調査票につけることが一般的であるが，連番でつけるか，一定の規則でつけるかは，調査票およびケースの特定がしやすいようにつけることが大切である．また，入力のしやすさも考慮する．

ただし，調査前に対象者が決定している場合，調査前にそのID番号をつけることがある．この場合，未提出などの調査票はID番号の欠落から確認できる利点があるが，回収率が低いと欠落のID番号が多くなるデメリットがある．

3 データのコード化
調査票作成の段階から選択肢に番号をつけ，その番号をそのまま入力できるように工夫しておけば，入力は便利である．また，たとえば，性別で男・女のいずれかに○をつけさせる，つまり選択肢そのものに○をつけさせる場合には，選択肢（男または女）を数値に**コード化**して入力するとよい．たとえば男を「1」，女を「2」とする（その逆でもよい）．コード化すれば，入力が容易で早くできる．

このとき，選択肢にどの数値（コード化）を対応させたかを間違わないようにすることは当然のことであるが，集計作業を急ぐあまり，選択肢にどの数値（コード化）を対応させたかを取り違えることがある．不確かな場合は，調査票とデータベースを対比し慎重に確認すること

表 2-4　調査票と入力のポイント

健康および食生活調査（中学生用）

＊ 調査へのご協力よろしくお願いします．調査のまとめは全体として集計しますので，
　　回答者の皆さんにご迷惑をかけることはありません．また，調査の結果は皆さんの
　　健康づくりのための基礎資料にするものですので，ありのままにお答え下さい．
1）性　別： 1．男　　2．女
2）学　年： 1．1年生　　2．2年生　　3．3年生
3）家族構成： 1．本人と保護者（親）　　2．本人と保護者（親）と祖父母　　3．その他
4）現在，自分の健康をどう思っていますか．
　　1．非常に良いと思う　　2．良いと思う　　3．普通だと思う　　4．悪いと思う
5）立ったままの状態で体を前に曲げたとき，どの程度まで手がつきますか．
　　1．手のひらが地面につく　　2．指先が地面につく　　3．指先が地面につかない
6）次のような自覚症状がありますか（あればいくつでも○をして下さい）．
　　1．だるい　　2．肩のこり　　3．眠い　　4．頭の痛み　　5．腰の痛み
　　6．目の疲れ　　7．気分がゆううつ　　8．何をするにもおっくう
7）ふだん何時に起きますか．
　　1．6時前　　2．6時半前　　3．7時前　　4．7時半前　　5．7時半すぎ
8）ふだん何時に寝ますか．
　　1．9時前　　2．10時前　　3．11時前　　4．12時前　　5．12時すぎ
9）ふだん朝食を毎日食べますか．
　　1．ほとんど毎日食べる　　2．時々食べない　　3．ほとんど食べない
10）部活動や遊びなどで汗をかくような運動がどのくらいありますか．
　　1．ほとんど毎日　　2．週に3～4回　　3．週に1～2回　　4．ほとんどない
11）身長，12）体重は，学校健診データを借用・入力する．

（調査の一部）

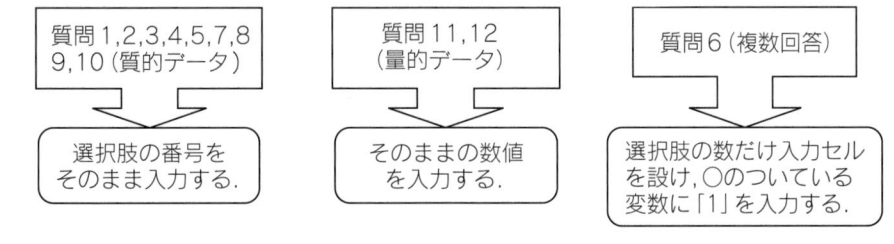

質問1,2,3,4,5,7,8 9,10（質的データ）	質問11,12（量的データ）	質問6（複数回答）
選択肢の番号をそのまま入力する．	そのままの数値を入力する．	選択肢の数だけ入力セルを設け，○のついている変数に「1」を入力する．

が肝心である．

　とくに，順序尺度で聞く場合，4段階評定ならば選択肢に1，2，3，4と番号をつけて，その選択肢の番号をそのまま入力する．しかし一方で，集計にあたっては，若い番号の選択肢ほど高い数値を配置し（数値の順序を逆転し），得点化を試みることがある．

　たとえば，肉類や魚類，野菜などの主要な食物について，その摂取頻度を「1．ほぼ毎日」「2．週に4～5回」「3．週に1～2回」「4．ほとんど食べない」の4段階評定で聞いたとする．入力はその選択肢の番号をそのまま入力すればよい．しかし，集計にあたって，「4．ほとんど食べない」を「0」点とし，摂取頻度が高くなる順に1点，2点，3点として得点化して活用する場合がある．

このような場合は，コード化の数値にはとくに注意を要する（p.55 および p.57，**One Point⑩**を参照）．

2-3　エクセルの応用（1）

(1) 入力データのチェック方法
① 最小値・最大値による方法
調査票に基づいたデータ入力が終了したら，すぐに集計をしようとするものである．しかし，集計を始める前に，入力データに入力ミスがないかを必ずチェックするように習慣づけておくとよい．

最も簡単なチェック方法は，**EX** 図16のように，最小値・最大値による方法である．質的データでは，選択肢の最小値・最大値は決まっており，量的データ（身長・体重）でも最小値・最大値は予測できる．このことからハズレ値のチェックを行う．ただし，最小値・最大値のチェックでは，選択肢の番号内または予測値内での入力ミスはチェックできない．

② エラー値の確認・解決法
エクセルでは，セルに入力した数式や関数から正しい計算結果が得られない場合に，**エラー値**が表示されるようになっている．エラー値によるデータのチェックは，後述する数式や関数を用いた追加変数などのチェックにおいて有効である．しかも，エラー値があると，集計作業ができない場合がある．

EX 図17は，主な数式のエラー値をまとめたものである．その意味と解決法を理解しておこう．

(2) 変数の追加とデータ入力
調査票にそったデータを入力し，その入力データのチェックが終われば，次は入力データを用いた追加すべき変数があれば追加をする．

以下は，入力データを用いた数式および関数などによって算出した追加変数について例示する．

① SUM関数による自覚症状得点の算出・追加
自覚症状の場合，各症状の有無を複数回答で聞くのが一般的であり，あれば「1」が入力される（**表2-4**を参照）．**EX** 図15では8つの自覚症状の入力結果があるが，自覚症状の訴え数（「1」の合計）を自覚症状得点として得点化することがある．

EX 図18はその得点化の方法を示す．つまり，8つの自覚症状をデータ範囲とし，その範囲で「1」の合計を求めればよいので，SUM関数を用いることになる．

2 数式によるBMIの算出・追加

身長と体重がわかればBMIが算出できる．BMIは重要な肥満度の指標である．算出式は，

$$\mathrm{BMI} = \frac{体重(\mathrm{kg})}{身長(\mathrm{m})の2乗}$$

である．

EX 図19は，この算出式を用いてBMIを算出・追加する方法を示す．なお，身長は「cm」で示すことが多いが，BMIの算出式では身長の単位は「m」であることに注意が必要である．

*調査票（表2-4を参照）のデータ入力の結果
*この入力結果のデータは医歯薬出版（株）の本書ホームページ（http://www.ishiyaku.co.jp/search/details.aspx?bookcode=242530）からダウンロード可能．

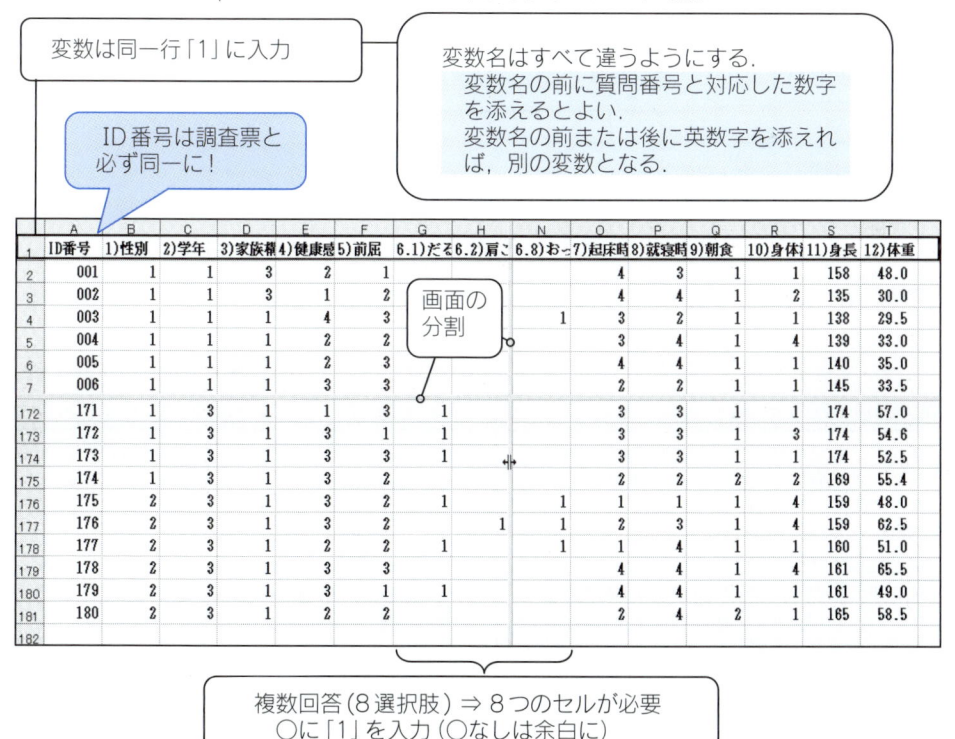

変数は同一行「1」に入力

変数名はすべて違うようにする．
変数名の前に質問番号と対応した数字を添えるとよい．
変数名の前または後に英数字を添えれば，別の変数となる．

ID番号は調査票と必ず同一に！

	A	B	C	D	E	F	G	H	…	N	O	P	Q	R	S	T
1	ID番号	1)性別	2)学年	3)家族構	4)健康感	5)前屈	6.1)だる	6.2)肩こ	6.8)お~	7)起床時	8)就寝時	9)朝食	10)身体	11)身長	12)体重
2	001	1	1	3	2	1				4	3	1	1	158	48.0
3	002	1	1	3	1	2				4	4	1	2	135	30.0
4	003	1	1	1	4	3			1	3	2	1	1	138	29.5
5	004	1	1	1	2	2				3	4	1	4	139	33.0
6	005	1	1	1	2	3				4	4	1	1	140	35.0
7	006	1	1	1	3	3				2	2	1	1	145	33.5
172	171	1	3	1	3	1				3	3	1	1	174	57.0
173	172	1	3	1	3	1				3	3	1	3	174	54.6
174	173	1	3	1	3	3	1			3	3	1	1	174	52.5
175	174	1	3	1	3	2				2	2	2	2	169	55.4
176	175	2	3	1	3	2		1		1	1	1	4	159	48.0
177	176	2	3	1	3	2		1	1	2	1	1	1	159	62.5
178	177	2	3	1	2	2	1			1	4	1	1	160	51.0
179	178	2	3	1	3	3				4	4	1	4	161	65.5
180	179	2	3	1	3	1				4	4	1	1	161	49.0
181	180	2	3	1	2	2				2	4	2	1	165	58.5

画面の分割

複数回答（8選択肢）⇒ 8つのセルが必要
○に「1」を入力（○なしは余白に）

注1）調査票作成の段階から選択肢の番号をそのまま入力できるようにすれば，入力は便利である．
注2）選択肢そのものを○する場合は，コード化が必要．例：男→「1」　女→「2」
注3）変数の選択肢にどの数値（コード化）を対応させたかを間違わないように．

EXCEL 図15　データの入力結果

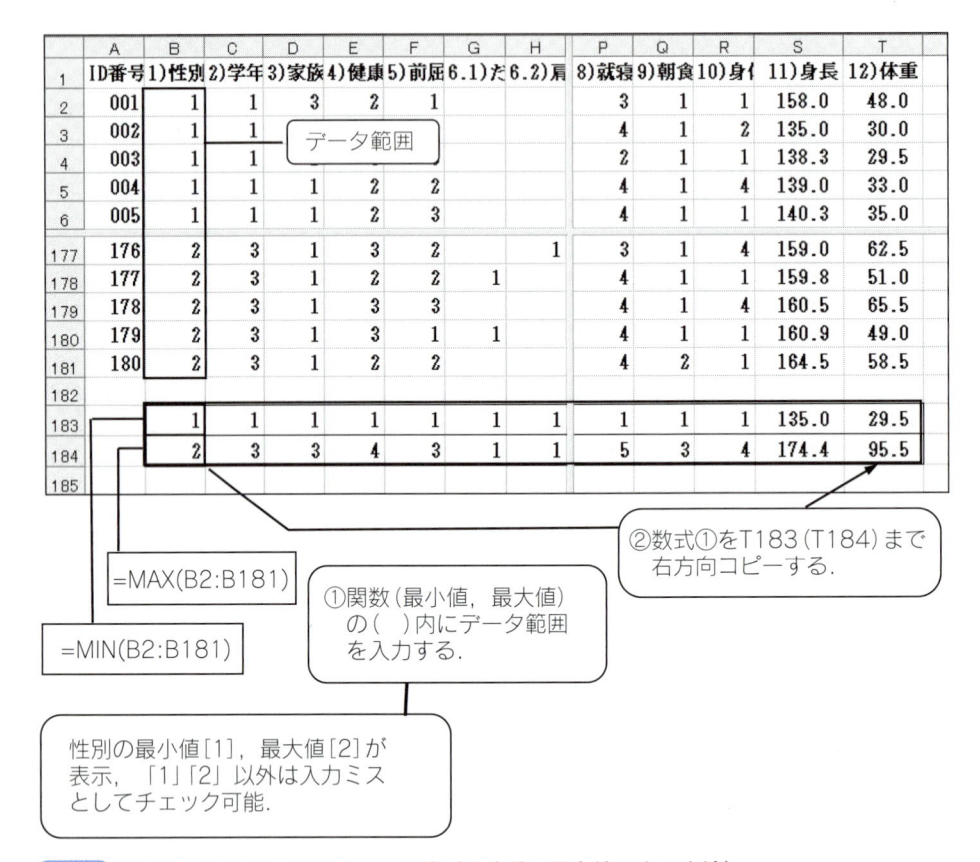

第2章　調査票からデータベースの作成まで

	A	B	C	D	E	F	G	H	P	Q	R	S	T
1	ID番号	1)性別	2)学年	3)家族	4)健康	5)前屈	6.1)だ	6.2)肩	8)就寝	9)朝食	10)身(	11)身長	12)体重
2	001	1	1	3	2	1			3	1	1	158.0	48.0
3	002	1	1						4	1	2	135.0	30.0
4	003	1	1						2	1	1	138.3	29.5
5	004	1	1	1	2	2			4	1	4	139.0	33.0
6	005	1	1	1	2	3			4	1	1	140.3	35.0
177	176	2	3	1	3	2		1	3	1	4	159.0	62.5
178	177	2	3	1	2	2	1		4	1	1	159.8	51.0
179	178	2	3	1	3	3			4	1	4	160.5	65.5
180	179	2	3	1	3	1			4	1	1	160.9	49.0
181	180	2	3	1	2	2			4	2	1	164.5	58.5
182													
183		1	1	1	1	1	1	1	1	1	1	135.0	29.5
184		2	3	3	4	3	1	1	5	3	4	174.4	95.5
185													

- データ範囲
- =MAX(B2:B181)
- =MIN(B2:B181)
- ①関数（最小値，最大値）の（　）内にデータ範囲を入力する．
- ②数式①をT183（T184）まで右方向コピーする．
- 性別の最小値[1]，最大値[2]が表示，「1」「2」以外は入力ミスとしてチェック可能．

(EXCEL) 図16　入力データのチェック法（最小値，最大値による方法）

エラー値	エラー値の意味	エラー値の解決法
#VALUE	数式の参照先や関数の数値の型，演算子の種類などが間違っている．	⇒間違っている参照先や数式の数値などを修正する．
#####	セルの幅が狭い．	⇒セルの幅を広げたり，小数点以下の桁数を減らしたりする．
#NAME?	関数名やセル範囲の名前が間違っていたり，関数のアドインが登録されていない．	例）「＝SUM(　)」が「＝SAM(　)」になっている⇒関数名を修正するか，アドインを登録する．
#DIV/0!	割り算の分母が「0」であるか，未記入（欠損値）で余白の場合．	⇒分母の参照先のセルの値を修正するか，欠損値による余白があれば，エラー値表示を削除し余白にする．
#N/A	検索関数で，検索した値が検索範囲内に存在しない．	⇒検索値を修正する．

(EXCEL) 図17　数式のエラー値とその意味・解決法

2-3 エクセルの応用(1)

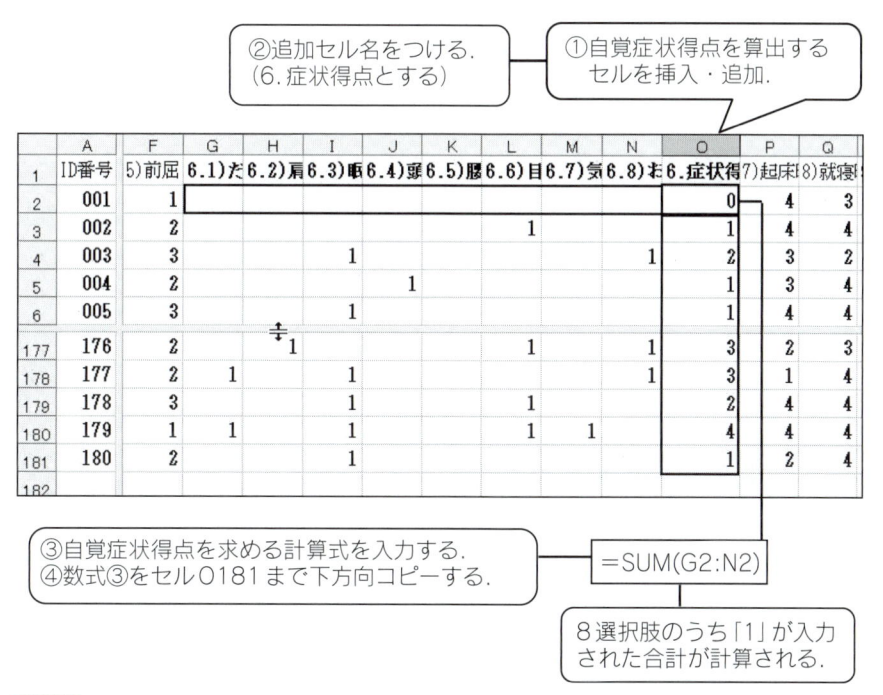

②追加セル名をつける.
（6.症状得点とする）

①自覚症状得点を算出する
セルを挿入・追加.

	A	F	G	H	I	J	K	L	M	N	O	P	Q
1	ID番号	5)前屈	6.1)だ	6.2)肩	6.3)眠	6.4)頭	6.5)腰	6.6)目	6.7)気	6.8)お	6.症状得	7)起床	8)就寝
2	001	1									0	4	3
3	002	2					1				1	4	4
4	003	3			1					1	2	3	2
5	004	2				1					1	3	4
6	005	3				1					1	4	4
177	176	2			1			1		1	3	2	3
178	177	2	1		1					1	3	1	4
179	178	3			1		1				2	4	4
180	179	1	1		1		1	1			4	4	4
181	180	2			1						1	2	4

③自覚症状得点を求める計算式を入力する.
④数式③をセルO181まで下方向コピーする.

=SUM(G2:N2)

8選択肢のうち「1」が入力された合計が計算される.

(EXCEL) 図18 数式による自覚症状得点の算出・追加

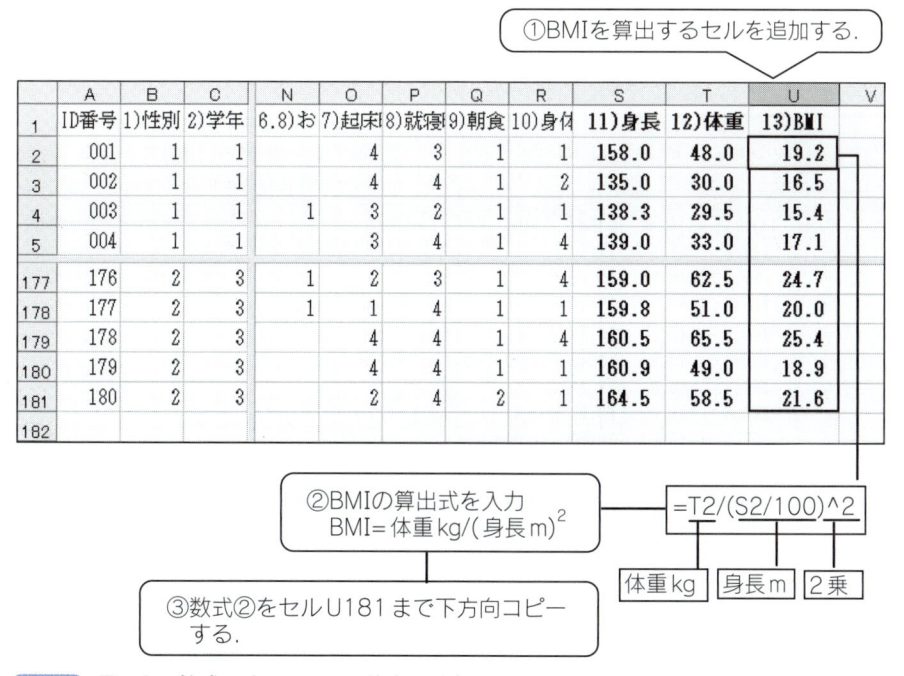

①BMIを算出するセルを追加する.

	A	B	C	N	O	P	Q	R	S	T	U	V
1	ID番号	1)性別	2)学年	6.8)お	7)起床	8)就寝	9)朝食	10)身体	11)身長	12)体重	13)BMI	
2	001	1	1		4	3	1	1	158.0	48.0	19.2	
3	002	1	1		4	4	1	2	135.0	30.0	16.5	
4	003	1	1	1	3	2		1	138.3	29.5	15.4	
5	004	1	1		3	4		4	139.0	33.0	17.1	
177	176	2	3		2	3		4	159.0	62.5	24.7	
178	177	2	3	1	1	4	1	1	159.8	51.0	20.0	
179	178	2	3		4	4	1	4	160.5	65.5	25.4	
180	179	2	3		4	4	1	1	160.9	49.0	18.9	
181	180	2	3		2	4	2	1	164.5	58.5	21.6	

②BMIの算出式を入力
BMI＝体重kg/(身長m)^2

=T2/(S2/100)^2

体重kg ｜身長m ｜2乗

③数式②をセルU181まで下方向コピーする.

(EXCEL) 図19 数式によるBMIの算出・追加

3 並び替えによるBMIの3区分

また，BMIは「BMI＜18.5」をやせ，「18.5≦BMI＜25.0」を普通，「25.0≦BMI」を肥満と判定される．

(EX) 図20は，「並び替え」によってBMIを3区分する方法を示す．まず，BMIを昇順に並び替えをする．そして，上から「BMI＜18.5」を「1」(やせ)，「18.5≦BMI＜25.0」を「2」(普通)，「25.0≦BMI」を「3」(肥満)とコード化すればよい．

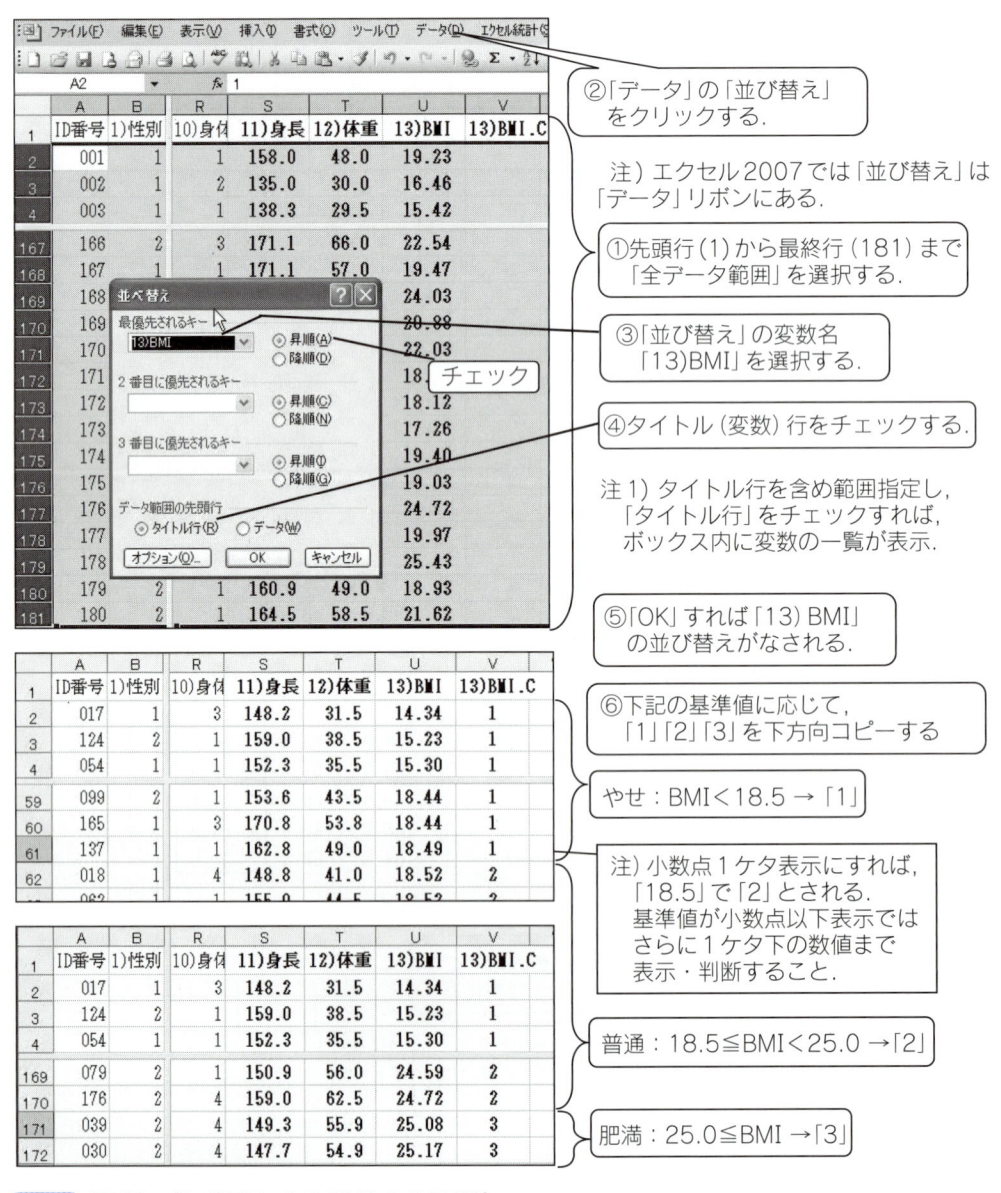

(EXCEL) 図20 並び替えによるBMIの3区分法

第3章

データのまとめ方

3-1　1変数のまとめ方

(1) 質的データのまとめ方
1 度数および比率・比による単純集計

質的データでは，まず1つ1つの変数の各カテゴリーについてそれぞれに単純集計をし，その分布状況をみる．

表3-1は，某離島における全小中高校生のデータを性別・学年別に単純集計し，各カテゴリーの実数と比率・比をみたものである．性別に比較すると，その比率は男子49.9％，女子50.1％，性比でも0.998となり，男女ほぼ同じ割合であることが読みとれる．

表3-1　性別・学年別児童・生徒数（単純集計）

(1) 性別の人数

性別	人数	比率(%)	性比
男子	842	49.9	0.998
女子	844	50.1	1.000
計	1,686	100.0	

男女ほぼ同率だね！

(2) 学年別の人数

学年	人数	比率(%)	比
小学低学年	431	25.6	1.00
小学高学年	520	30.8	1.21
中学生	467	27.7	1.08
高校生	268	15.9	0.62
計	1,686	100.0	

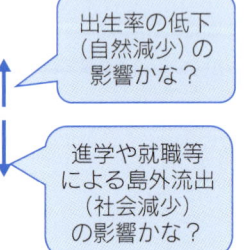

出生率の低下（自然減少）の影響かな？

進学や就職等による島外流出（社会減少）の影響かな？

学年別に比較すると，その比率では小学高学年が30.8％と最も多く，高校生が15.9％と最も少ない．また，小学低学年に対する各学年の比（小学低学年＝1.00）をみると，小学高学年が1.21となり，高校生が0.62となる．つまり，小学高学年は小学低学年より約2割多く，逆に高校生は小学低学年の約6割の人数しかいないことがわかる．このように，比を算出してみると，比率のみより多くの情報が読みとれる．

この離島では小学高学年を最高に，小学低学年で少なく，また逆に，中・高校生になるにつれて少なくなり，とくに高校生が最も少ない．小学低学年で少ないということは，①「出生率の低下（自然減少）の影響かな」と考えられる．一方，高校生が最も少ないというのは，②「進学や就職などによる島外流出（社会減少）の影響かな」と考えられる．

単純集計をした結果，以上のような情報を得た上で，次の段階としてのクロス集計をする

(p.84, 表3-3を参照).

② 再カテゴリー化によるカテゴリー整理

はじめに単純集計をし，その分布状況をみると，分布に偏りがあるかどうかがわかる．分布に偏りがあればクロス集計や検定ができない場合があるので，再カテゴリー化が必要となる（p.18〜20を参照）．その判断のためにも，まず単純集計がなされることが大切である．

単純集計の再カテゴリー化のあり方をさらに考えてみよう．図3-1は，某広域市町村老人福祉センター運営協議会が，米寿（88歳）以上の約1500人を対象に生活実態調査を実施し，その

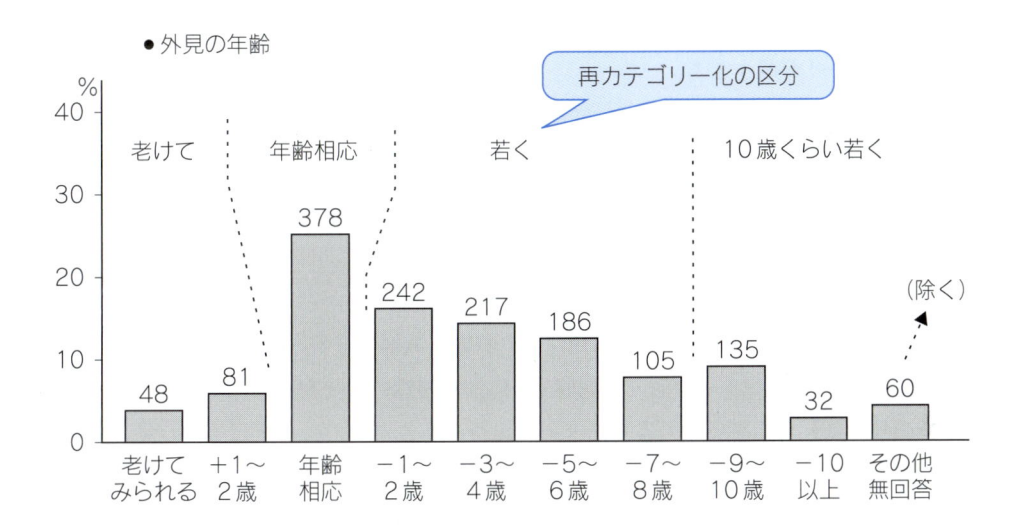

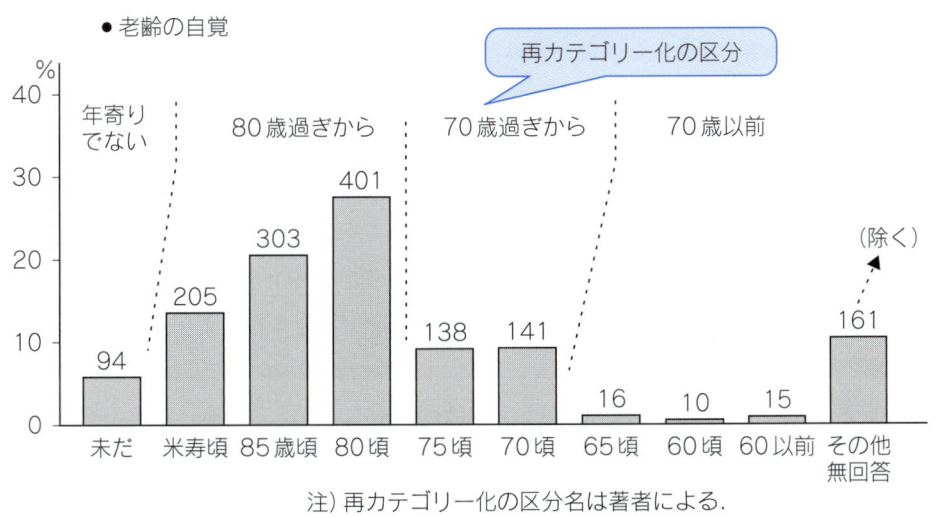

●外見の年齢

再カテゴリー化の区分

老けて ： 年齢相応 ： 若く ： 10歳くらい若く

老けて みられる	+1〜 2歳	年齢 相応	−1〜 2歳	−3〜 4歳	−5〜 6歳	−7〜 8歳	−9〜 10歳	−10 以上	その他 無回答
48	81	378	242	217	186	105	135	32	60（除く）

●老齢の自覚

再カテゴリー化の区分

年寄りでない ： 80歳過ぎから ： 70歳過ぎから ： 70歳以前

未だ	米寿頃	85歳頃	80頃	75頃	70頃	65頃	60頃	60以前	その他 無回答
94	205	303	401	138	141	16	10	15	161（除く）

注）再カテゴリー化の区分名は著者による．

（某広域市町村老人福祉センター運営協議会（沖縄）：高齢者（米寿以上）生活実態調査報告書．1980.）

図3-1 長寿者の外見の年齢と老齢の自覚

調査報告書の中で，長寿者の「外見の年齢」と「老齢の自覚」のカテゴリー別比率を図示・提示したものである．外見の年齢は，「他人から年齢はいくつ位に見られますか」(選択肢は10個)，老齢の自覚は，「自分では何歳位の時から年をとったと感じはじめましたか」(選択肢は10個) という設問で聞いたものである．

　価値ある重要なデータだが，この図示法には4つの問題点が指摘できる．
①棒グラフで図示している．
②縦スケールは％だが，棒グラフは人数の表示である．
③棒グラフの高さを縦スケールでみれば，棒グラフの比率がおおむね読みとれる．しかし，この比率はどのように算出したのかがわからない．
④選択肢（カテゴリー）が多すぎる．
　これらの点に対して，以下のような点を検討する必要がある．
　①については，択一選択（複数回答でない）なので，全選択肢の比率の総和は必ず100％になる．したがって帯グラフか円グラフで表示する．
　②については，縦スケールが％なので，選択肢も％値で示すことである．そして，分母とする対象者数は図表のどこかに付記する．
　③の比率の算出にあたっては，分母の人数に「その他，無回答」の人数を含めないのが一般的である．また，その場合は「その他・無回答 ($N = \triangle\triangle$) を除く」と付記しておく．
　一方，「その他，無回答」を分母の人数に含める場合もあるが，このときは「その他」または「無回答」に意味が見出せる場合であり，たとえば，無関心層が多くて，そのことが「無回答」として高率に示されることが予想される場合などである．「その他」または「無回答」が高率となるという場合には，選択肢の設定が適切であったかどうかも問われる．そのような場合には，「その他」または「無回答」を除いた人数を分母として，各選択肢の比率をみることには慎重でなければならない．
　このように，「その他」または「無回答」をどう処理するかは重要であり，それらの人数および比率の状況やその意味によって，解析する人数に含めたり，削除したりする必要がある．
　④については，選択肢を多くし，その比率が小さくても，そのまま図示することに意味のある場合もある．しかしここでは，高齢者の「外見の年齢」を，通常，2歳の違いでみきわめ得るものだろうか．そう考えると，ここでの選択肢を2歳階級で聞くことは多すぎる．その点は調査票の作成の時点に気づくべきことである．また，「老齢の自覚」についても，5歳階級の選択肢では多すぎる．とくに80歳以前の区分を5歳階級にすること，しかも，これらの比率がかなり小さく，細分化の意味がないことが読みとれる（ただし，70歳以前に老齢を感じた者がほとんどいないということは意味があるが，このことは70歳以前を細分化せずにまとめることでも活かされる）．
　以上のようなことから，選択肢の再カテゴリー化が必要だといえる．そこで，選択肢の分布

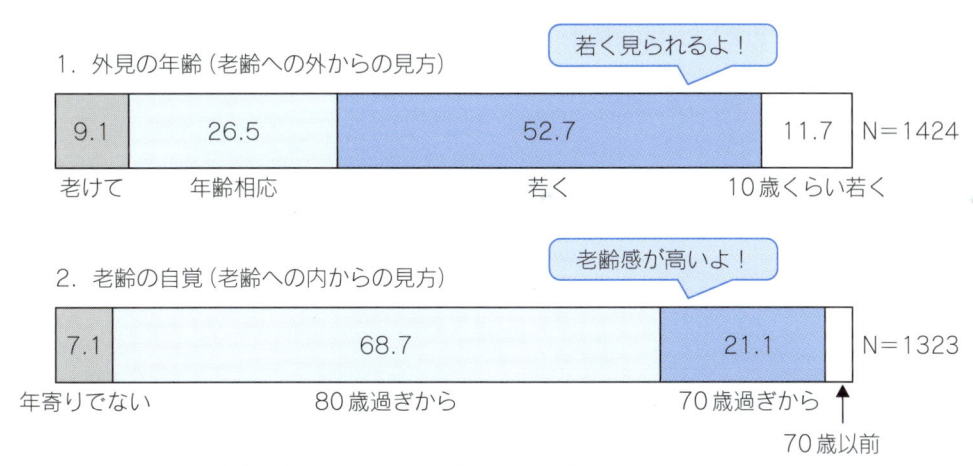

1. 外見の年齢（老齢への外からの見方）

| 9.1 | 26.5 | 52.7 | 11.7 | N=1424 |

老けて　　年齢相応　　　　若く　　　10歳くらい若く

「若く見られるよ！」

2. 老齢の自覚（老齢への内からの見方）

| 7.1 | 68.7 | 21.1 | N=1323 |

年寄りでない　80歳過ぎから　70歳過ぎから
　　　　　　　　　　　　　　　　↑
　　　　　　　　　　　　　　　70歳以前

「老齢感が高いよ！」

設問）外見の年齢：他人から年齢はいくらくらいに見られますか．
　　　老齢の自覚：自分では何齢くらいの時から「としとった」と感じはじめましたか．

図3-2　長寿者（米寿以上）の老齢感

状況を考慮して，図3-1に付記したように再カテゴリー化したものが図3-2である．

　すると，まず「外見の年齢」では，「若く」見られるというのが52.7％と過半数を占め，「10歳位若く」見られるというのが11.7％と1割以上もいる．「老けて」というのは9.1％と1割以下にすぎない．また，「老齢の自覚」をみると，「80歳過ぎから」というのが68.7％と約7割を占めており，さらに，米寿（88歳）以上になってもまだ「年寄りではない」というのが7.1％と1割近くいる．

　このように，長寿者は見た目も若く，かつ，80歳以上というかなり高齢になって自分を老人（老齢）だと自覚している者が多いことがわかる．この点は，「外見の年齢」と「老齢の自覚」を併記・図示することで理解しやすくなる．

　しかも，外見の年齢は「老齢の外からの見方」，老齢の自覚は「老齢の内からの見方」と考えられるので，双方とも「老齢感」とすることができる．そこで「外見の年齢」と「老齢の自覚」を併記・図示し，そのタイトルを「長寿者の老齢感」と表記した．また，ここでは長寿者とは何歳以上をいうのかも重要な点であり，「長寿者（米寿以上）」と表記するようにした．

（2）量的データのまとめ方
1　平均値・標準偏差によるまとめ

　量的データは，当然，平均値および標準偏差が算出できる．平均値の算出はAVERAGE関数，標準偏差の算出はSTDEV関数を用いればよいが，ピボットテーブルを利用した算出もできる．その作表は，表3-2(1)のように「個数（N）・平均値・標準偏差（SD）」という形式でまとめる．

　表3-2の対象集団が成人だとすると，平均値をみれば「BMI平均値が低いようだ．やせが多

表 3-2 肥満度（BMI）のまとめ（単純集計）

(1) BMI の平均値・標準偏差（SD）によるまとめ

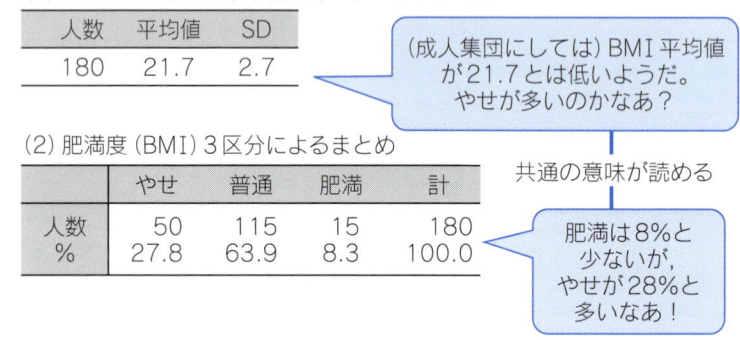

人数	平均値	SD
180	21.7	2.7

（成人集団にしては）BMI 平均値が 21.7 とは低いようだ。やせが多いのかなあ？

(2) 肥満度（BMI）3区分によるまとめ

	やせ	普通	肥満	計
人数	50	115	15	180
%	27.8	63.9	8.3	100.0

共通の意味が読める

肥満は 8% と少ないが、やせが 28% と多いなあ！

いのかな」と予測ができる．また，**表 3-2 (2)** のように，BMI 3 区分のカテゴリー別に単純集計すると「肥満は少なく，やせが多い」とわかる．平均値でもカテゴリー別でも単純集計の結果，ほぼ共通の意味が読めるといえよう．

② 階級およびカテゴリーによるまとめ

量的データをまとめるには，データを階級分けし，その階級ごと（カテゴリー別）に実数とその比率をまとめる．

階級分けの仕方およびカテゴリーは，**表 1-13**（p.27）のように任意の階級幅を決める場合と，**表 1-14**（p.28）のような慣例の区分（年齢区分など），または，**表 1-15**（p.30）のような判定基準（血圧区分など）に準じたカテゴリーを用いる方法がある．

(3) データの変換方法

① 量的データから質的データへの変換

量的データを質的データへ変換する際に最も多用される方法は，前述の階級およびカテゴリーによるまとめである．

表 3-2 (2) は，BMI 値（量的データ）を BMI 判定基準の 3 区分（質的データ）に変換し，その 3 区分で肥満度（BMI）を単純集計したものである．

② 質的データの数量化

数量化とは，本来，数値に算術的な意味を有しない質的データでも何らかの手法で算術的な意味をもつ数値に変換することをいう．しかし，数量化するには，どのように数量化するかという以前に，なぜ数量化が必要なのか，また，数量化によってどのような利点があるのかを考える必要がある．

たとえば，p.75 **EX 図18** で示したような，自覚症状得点を求める場合を考えてみよう．各自覚症状は「ある」，「なし」であり，あれば「1」を入力するが，その「1」は「ある」というこ

とを意味する目印（質的データ）である．この場合，自覚症状ごとにそれぞれの「ある」の比率を算出し，どの自覚症状が多いかを比較検討することができる．そして，たとえば「眠い」という訴えが最も比率が高いということが分かったり，また，「気分がゆううつ」，「何をするにもおっくう」という精神心理的症状の訴え率が1〜2割いることなどが確認できたりする．

　また，その合計を「自覚症状得点」として数量化を試み（量的データにし），その平均値や標準偏差を算出する．そしてたとえば，その平均値を朝食の有無別に検討し，朝食を食べない群より食べる群は自覚症状得点の平均値が有意に低いことが確認されたりする．その結果，朝食の摂食状況は健康状態への影響要因であると判断でき，朝食を欠食しないことの大切さが強調できる．

3-2　2変数のまとめ方

　2変数のデータをまとめる基本的な方法は，クロス集計をするということである．クロス集計にあたってまず考えることは，2変数間における単なる関連性をみたいのか，または一変数の他変数への影響度および因果関係などをみたいのかということである．そして，作業仮説の必要性やどのような作業仮説を立てるかを検討する（作業仮説については p.62〜64 を参照）．

(1) 質的データのまとめ方
1 度数および比率によるクロス集計

　質的データについてはまず単純集計を行い，その上でクロス集計を行う．前記の単純集計の**表3-1**についてクロス集計を行うことを考えよう．

　まず，単純集計の結果，前記したように，以下のことが考えられる．

　①小学低学年が少ないことは出生率の低下（自然減少）が，②高校生が少ないことは島外への流出（社会減少）が関わっている．

　出生率の低下が予測できれば，その低下に男女差があるとは思えないので，クロス集計の前に「①の影響は男女両方ともにいえる」という作業仮説が考えられる．

　また，同離島には高校は1校のみで，しかも普通科の高校であり，実業高校などへの進学や島外就職の者は中学卒業後に島外へ流出することになる．したがって，前記②の影響が高校生の大幅な減少の要因だと考えられる．また，クロス集計の前に「②の影響は男子に大きい（または女子に大きい）」という作業仮説が考えられる．

そして，それらの予測を考慮した上で，性別学年別のクロス集計を行えばよい．そのクロス集計が**表3-3**ということになる．

表3-3　性別学年別児童・生徒数（実数・％）

(表3-1のデータより)

学年＼性別	男子 人数	（％）	女子 人数	（％）	計 人数	（％）
小学低学年（％）	227 52.7	27.0	204 47.3	24.2	431 100.0	25.6
小学高学年（％）	267 51.3	31.7	253 48.7	30.0	520 100.0	30.8
中学生（％）	249 53.3	29.6	218 46.7	25.8	467 100.0	27.7
高校生（％）	99 36.9	11.7	169 63.1	20.0	268 100.0	15.9
計（％）	842 49.9	100.0	844 50.1	100.0	1,686 100.0	100.0

（χ^2検定結果：$P<0.05$）

> 男女とも出生率の低下？
> 進学・就職等で島外流出？
> 高校生での島外流出は女子より男子に多い？！

そして，クロス集計の結果，性別学年別比率（タテの％）をみると，前記①の影響は男女とも同様にみられることが確認され，出生率は全国的あるいは全県的な低下傾向にあるが，同離島でも同様であるといえる．

また，学年別性別比率（ヨコ）をみると，小学生・中学生までは男子が女子よりやや多いが，高校生になると，逆に男子が女子より大幅に少なくなる．つまり，高校生における前記②の影響は女子より男子に大きいことが確認される．つまり，同離島では高校生になると女子より男子の島外流出が多い（女子の島外流出は少ない）といえる．

同離島は，主要島の都市から地理的にかなり離れた位置にあり，いったん島を出れば頻繁に往来できない．したがって，同離島の親としてみれば，息子より娘に対して，高校はせめて島の高校を終えてから島外には出したいと思うのではなかろうか．そのことが，高校生での女子の島外流出が少ないということに関わっているのであろう．

なお，都市に近接する島にあって，男子より女子が多く島を出るところがある．あるいは，農家の嫁不足の事態に似た状況が起こっている離島は多いものである．

したがって，前記②の影響が女子より男子に大きいということ（作業仮説）が，クロス集計の前に予測できるとは限らない．この場合は，男女差がある（作業仮説）ということで，性別クロス集計を行えばよい．

2 クロス集計の「比率」比較

　ここに首都圏における核家族の共働き家庭で，未就学児を持つ20〜40歳代の男性について，家事・育児の分担度別にその生活時間と健康状態を比較した調査結果がある（図3-3）．

夫の就寝時刻

分担度の高い夫は就寝時間が早いよ！

家事・育児分担度	11時以前	11時台	12時台	1時台	2時以降
中以上 (N=44)	15.90	47.74	34.09	2.27	
低 (N=34)	17.64	26.49	26.47	23.52	5.88

（χ^2検定結果：$P<0.05$）

夫の健康感

分担度の高い夫は「健康」が多いよ！

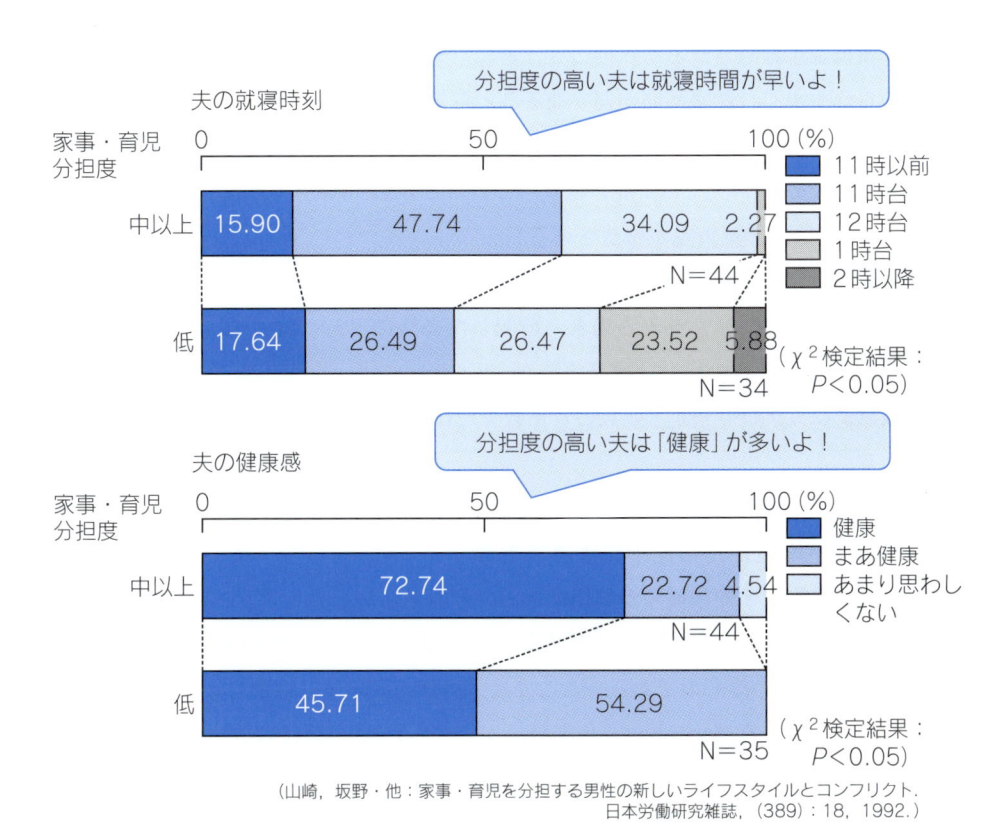

家事・育児分担度	健康	まあ健康	あまり思わしくない
中以上 (N=44)	72.74	22.72	4.54
低 (N=35)	45.71	54.29	

（χ^2検定結果：$P<0.05$）

（山崎，坂野・他：家事・育児を分担する男性の新しいライフスタイルとコンフリクト．日本労働研究雑誌，(389)：18，1992.）

図3-3　家事・育児分担の程度別にみた夫の就寝時刻と健康感

　このクロス集計をするにあたって考えられる作業仮説は，夫の家事・育児の分担度は夫の就寝時間と健康状態に関係があるということになる．具体的には，夫の家事・育児の分担度が高いと，夫の就寝時間は遅い（または早い）．そして，夫の健康も悪い（または良い）という作業仮説が設定できるだろう．

　もし，仕事と家事・育児の二重負担を懸念すれば，「家事・育児の分担度が高い夫は健康が悪い」という作業仮説が設定される．一方，夫が家事・育児の分担度が高いと，妻のストレスを軽減し，子どもらとの交流が増え，良好な夫婦関係や親子関係を確立することに寄与する．また，夫婦や親子の交流は，家事・育児で体を動かすことと相まって，夫にとっても気分転換を図ることにつながる．しかも，子どもの世話のため早く帰宅し，早く世話を終え，自分も早く休むことで無理をしないということが考えられる．このようなことを考慮すれば，「家事・

育児の分担度が高い夫は健康感が良い」という作業仮説が設定される．

そこで，夫の家事・育児の分担度を「中以上群」（分担度が高い）と「低群」（分担度が低い）とに分けて，睡眠時間と健康感を比較してみる．その結果，「中以上群」では就寝時間が早い人の割合が高いということになった．このことから，家事・育児の分担度が高い夫は，就寝時間が早いという作業仮説が確認される．このことは逆に，分担度が低い夫は，自分だけの都合で生活時間がつくられやすく，就寝時間が遅くなることも推測される．

また，健康感をみると，「健康」というものの割合は，家事・育児の分担度が低い夫では半数を下回るが，分担度が高い夫では7割を越す．このことから，「家事・育児の分担度が高い夫は健康感が良い」という作業仮説が確認される．

③ φ係数・関連係数によるまとめ

質的データの2変数間の関連性をみる場合，前記したように，2×2表の場合はφ（ファイ）係数（p.42を参照），$m \times n$表の場合は関連係数（p.42〜43を参照）を求めることができる．したがって，階級およびカテゴリー別2変数のφ係数または関連係数を比較できる．

(2) 量的データのまとめ方
① カテゴリー別平均値または比率によるまとめ

量的データでは，平均値・標準偏差が算出できる．その平均値をカテゴリー別にまとめればよい．**表3-4**は，**表3-2**に示したデータを性別にクロス集計したものである．**表3-4(1)**は，性別BMIの平均値を比較したものである．ここでは，BMIの平均値は性別によって異なる（または男性の平均値は女性より高い）という作業仮説が立てられる．BMIの平均値は男性が22.5±3.0で，女性の20.3±2.4よりやや高いことが分かる（ただし，後述の「検定」による有意差は

表3-4 性別肥満度（BMI）比較（クロス集計）

(1) 性別BMIの平均値比較

	人数	平均値	SD
男子	85	22.5	3.0
女子	95	20.3	2.4
計	180	21.7	2.7

> 性別に比較をするのは性別の特徴を明らかにするためである．

(2) 性別肥満度（BMI）3区分比較

	やせ	普通	肥満	計
男子	20	55	10	85
(%)	23.5	64.7	11.8	100.0
女子	30	60	5	95
(%)	31.6	63.2	5.2	100.0
計	50	115	15	180
(%)	27.8	63.9	8.3	100.0

> 男性はやせより肥満が多く，女性は肥満よりやせが多いと思ったが男女とも肥満よりやせが多い．
> 男女ともやせが問題だ！

ない）．

　また，量的データをカテゴリーに分けることができれば，そのカテゴリー別に実数および比率を比較すればよい．**表3-4(2)** は，BMI3区分の実数および比率を性別に比較したものである．この場合，既存調査の結果などに基づいて「肥満は女性より男性に多く，やせは男性より女に多い」，または「男性はやせより肥満が多く，女性は肥満よりやせが多い」という作業仮説を立てることができる．

　そして，**表3-4(2)** の通りにクロス集計をしてみると，作業仮説は検証できず（後述の「検定」による有意差はない），肥満は女子より男性に多いが，男女とも肥満よりやせが多いことがわかる．とくに男性のやせが肥満より多いという既存調査などの結果とは違う知見が特徴的であり，したがって，この集団では男女ともやせが問題だということが指摘できる．

　また，**表3-5**は，質問の仕方と集計方法の関係を示したものである．ここでは，食事の食べ方（満腹感）と肥満度の関連を検討しようと考えており，「満腹感を感じるまで食べる方がそうでない方より，肥満度が高い」という作業仮説を設定する．そして，質問としては「食事をするとき，満腹感を感じるまで食べる方ですか」ということで，質的データが得られる．また，

表3-5　質問の仕方と集計方法

＜質問の仕方＞
質問1）あなたは食事をするとき，満腹感を感じるまで食べる方ですか．
　　　　1．食べる方である　　　2．そういうことは少ない
質問2）あなたの身長・体重は？
　　　身長（　　　　）cm　　　体重（　　　　）kg

＜データベースの作成＞
　① 身長・体重からBMIを算出し入力する．
　② BMIを3区分する．

＜集計方法＞

その1：平均値の比較

満腹感[1]	BMI		
	N	平均値	SD
満腹感（有）	50	23.8	3.4
満腹感（無）	70	21.7	2.9

その2：比率(%)の比較

	BMI 3区分（%）			
	やせ	普通	肥満	計
	12.5	58.2	29.3	100.0
	15.3	67.4	17.3	100.0

注1）（有）：食べる方である．
　　（無）：そういうことが少ない．

満腹感を感じるまで食べる集団ほどBMI平均値が高いよ！肥満者の割合も高いよ！　→　ほぼ共通の結果だよ！

肥満度はBMIを用いるとし，身長・体重を計測する．そうすると，身長と体重からBMIが算出でき，その平均値・標準偏差も算出できる．その結果，集計方法は**表3-5**（その1）の形式でまとめることができる（p.90，**One Point** ⑪を参照）．検定は後述の平均値の差の検定を行えばよい．

一方，BMI3区分の質的データに変換しておけば，集計方法は**表3-5**（その2）の形式でBMI3区分の比率が比較できる．検定は後述の χ^2 検定を行えばよい．

以上のように，同じデータで2種類の形式の集計が可能な場合もある．量的データでカテゴリー分けができるようであれば，これら2種類の形式の集計を併記するとよい．たとえば，**表3-5**では，満腹感を感じるまで食べる集団ほど，BMI平均値が高い，肥満者の割合も高いというほぼ共通の結果が得られる．

ただし，平均値比較と比率比較で常に共通の結果が得られるとは限らない．分布の偏りおよびハズレ値などがあれば異なる結果となることもあり，この場合は注意深い解釈が求められる．

2 クロス集計の「単位あたり比率」比較

表3-6は，人口10万人あたりの総死亡率と年齢階級別死亡率について，平成7年（1995）と平成17年（2005）の比較を示したものである．

平成7年に対して平成17年の数値は，各年齢階級別死亡率ではすべての年齢階級において低下しており，その比（1995 = 1.00）は約0.8〜0.9と，1〜2割の低下を示している．しかし，総死亡率では逆に増加し，その比（1995 = 1.00）は1.16となり，16ポイントの増加となってい

表3-6 総死亡率と年齢階級別死亡率の比較

（一部のみ掲載）

		平成7年（'95）		平成17年（'05）		比（'95=1.00）	
		率（10万対）	死亡数	率（10万対）	死亡数	率（10万対）	死亡数
全　年　齢		741.9	922,139	858.8	1,083,796	1.16	1.18
年齢階級別死亡	20-24	52.1	5,087	46.9	3,370	0.90	0.66
	40-44	143.7	12,814	128.5	10,238	0.89	0.80
	60-64	917.4	68,310	730.1	62,258	0.80	0.91
	65歳以上	3,869.8	704,092	3,462.3	888,240	0.89	1.26
	80歳以上[1]	10,003.3	387,132	8,321.8	527,224	0.83	1.36
高齢化率	（%）（人数）	14.5	1,826[a]	20.1	2,567[a]	1.39	1.41

注）[1] 65歳以上の再掲　　[a] 老年人口（65歳以上），万人

（厚生労働省：人口動態統計．総務庁（省）：各年国勢調査．より算出）

> すべての「年齢階級別死亡率」は大幅に低下しているのに，「総死亡率」は増加している！ → なぜか？

る(2つの百分率の値を比べた時の差をポイントという).

　各年齢階級別死亡率ではすべての年齢階級で低下しているのに,総死亡率が増加するということがなぜ起こるのだろうか.その理由は,次のように考えることができる.
①死亡率は高齢になるほど急激な増加をみる.
②高齢化率が急増し,高齢者が相対的に増加している.
③各年齢階級別死亡率は低下しても,
　　　→死亡率の高い高齢者が増えれば,総死亡数は増える.
　　　→総死亡数が増えれば,総死亡率は高くなる.

　①については,わが国では一般に,今や70歳代前半までは死ななくなり,70歳代後半からでないと,死亡率の立ち上がりは見られなくなっている.

　②については,高齢化率が平成7年の14.5%から平成17年の20.1%へ増加し,それに伴い,高齢者数は1,826万人から2,567万人へ激増している.

　③については,高齢者の増加を反映し,総死亡数は平成7年の約92万人から平成17年の約108万人へと増加し,総死亡率の上昇につながっている.とくに,65歳以上では死亡率は低下しているが(その比は0.89),死亡数は約70万人から約88万人へ激増している(その比は1.26).しかも,80歳以上においても,死亡率は低下しているが,死亡数は36ポイント増となっている.

　つまり,高齢者はその死亡数が増加しているといっても,年齢階級別死亡率の算出にあたって,分母となる高齢者数が一層大きな増加を示しており,結果として,年齢階級別死亡率は低くなっているということである.

　総死亡率の増加は,高齢者の増加に伴うものであり,高齢化による見せかけの増加だといえるのである.

3 相関係数によるまとめ

　量的データの2変数間の関連性をみる場合,たとえば,身長と体重は相関があるかをみるという場合,前記した相関係数を求めることができる(p.38〜40を参照).この相関係数は値が大きいほど強い相関があると解釈されるが,有意な相関があるかどうかについては,後述の「相関係数の検定」を行う(p.123を参照).

One Point ⑪

コレステロール値の高い子にどう対応する？

表3-7は，初潮（女子）と変声（男子）の有無別にコレステロールの平均値を比較したものである．

女子では小学5・6年生において，初潮「あり」群が「なし」群よりコレステロール値の平均値が低い．また，男子では小学6年生・中学1年生において，変声「あり」群が「なし」群よりコレステロール値の平均値が低い．

あなたが小学校の養護教諭か高学年生のクラス担任であり，クラスのある女の子のコレステロール値が高いことに気づいたとしよう．そして，あなたは「コレステロール値は低ければ低いほど良い」と思っていたとしよう．さて，あなたはどうするだろうか．

まず，食事のことを聞くだろう．もし，その子が「肉料理が大好き」と答えたとしよう．そこで，あなたは鬼の首でもとったごとく，「お肉を食べ過ぎるとコレステロール値が高くなるのですよ．お肉を控えて，お野菜をもっと食べなさい」と指導したとする．しかし，その子がまだ初潮をみていないとすれば，あなたの発言は指導どころか罪つくりなのである．

つまり，その子はこれから初潮をみるとなれば，肉類を含めて，しっかり栄養をとってもらう必要がある．そして，初潮をみればコレステロール値は低くなり，その後高くなっていく．子どものコレステロール値はその発育・発達と深い関わりがあることに留意すべきである．

しかも，コレステロールは，身体を作る重要な働き，つまり，細胞膜の構成成分であり，性ホルモンの原料として使われる．したがって，初潮および変声「あり」群において，コレステロール値の平均値が低くなるというのは，身体づくりや性ホルモンづくりに使われるからだと考えられる．

表3-7　初潮（女子）および変声（男子）の有無別　平均コレステロール値

(mg/dl)

女　子	初潮あり 人数	初潮あり 平均	初潮あり SD	初潮なし 人数	初潮なし 平均	初潮なし SD
小学4年生	0	—	—	69	—	—
小学5年生	21	158.8	19.5	57	168.2	23.7
小学6年生	44	160.3	27.8	39	163.5	19.3
中学1年生	59	177.2	27.7	17	165.5	24.8
中学2年生	67	—	—	1	—	—

男　子	変声あり 人数	変声あり 平均	変声あり SD	変声なし 人数	変声なし 平均	変声なし SD
小学5年生	1	—	—	76	—	—
小学6年生	16	153.3	18.5	65	163.2	26.5
中学1年生	22	151.7	26.7	48	154.6	23.0
中学2年生	58	161.1	20.5	24	159.7	24.2
中学3年生	58	160.2	25.0	26	156.0	21.6
高校1年生	41	—	—	3	—	—

＊TC値：総コレステロール値

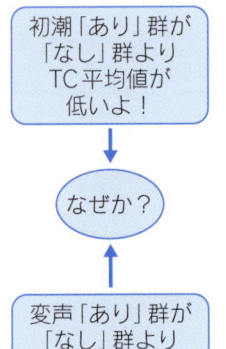

初潮「あり」群が「なし」群よりTC平均値が低いよ！
↓
なぜか？
↑
変声「あり」群が「なし」群よりTC平均値が低いよ！

（宮城重二：女子栄養大学紀要，(24)：41-48, 1993.）

One Point ⑫
砂糖輸入量とでき死者数は関連がある？

　図3-4は，「砂糖輸入量」と「でき死およびでき水者数」との相関図で，高い相関をもつが，あまり意味のない相関図として紹介されたものである．砂糖輸入量とでき死などとの間に関連性があるとはいえないだろう．

　しかしここで，1人あたりの「水」「紙」「電気」などの消費量が，生活水準のバロメーターとなり得るということを参考にしてみよう．つまり，生活水準の向上につれて，1人あたりのこれらの消費量は増加するものなのである．同様に，この図における砂糖輸入量（砂糖のほとんどを輸入に頼っているわが国では消費量そのものである）は，生活水準のバロメーターとなり得ないかということである．

　食うや食わずの時代にあっては，まず，腹を満たすことが優先される．腹が満たされるようになると，次は，おいしい物・甘い物を食べたいと思うものである．したがって，経済発展を受けて生活水準が向上すれば，砂糖の生産国でないわが国では砂糖輸入量が増加するのは当然であろう．つまり，前記の「水」「紙」「電気」の消費量と同様に，砂糖輸入量もまた生活水準のバロメーターと考えられるであろう．そうだとすれば，生活水準の向上が砂糖輸入量を増やす．一方，生活水準が向上すれば，生活環境も整備されてくる．そして，海辺や川べりも整備され，プールや海水浴場も設置され，その結果，でき死やでき水者が減少することになる．

　図3-4は，高い相関をもつが，あまり意味のない相関図だといえるが，前記のように生活水準が交絡要因になり得ると考えれば，十分に理解できる相関図だといえよう．つまり「砂糖輸入量→交絡要因：生活水準→でき死者数」という関係が考えられるのである（交絡要因：p.115，**One Point**⑰を参照）．

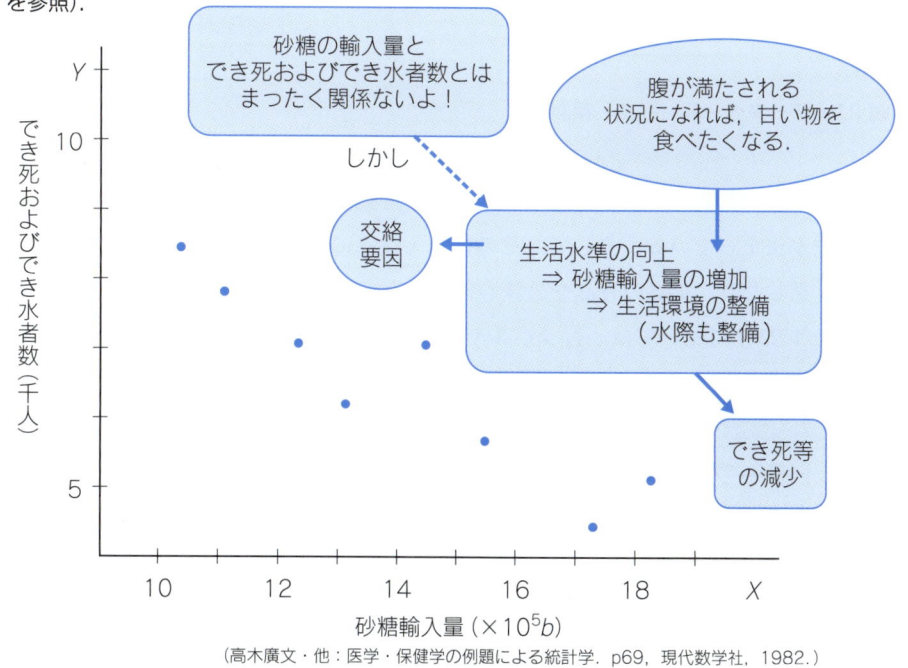

（高木廣文・他：医学・保健学の例題による統計学．p69，現代数学社，1982．）

図3-4　高い相関をもつがあまり意味のない相関図の例

3-3 エクセルの応用（2）

(1) ピボットテーブルの形式と集計方法

データベースのデータ確認が終了すれば，その後，集計を始める．**EX** 図21は，表2-4に基づいて入力したデータベース **EX** 図15（p.73）に必要な変数を追加し，データチェックを終えたデータベースである．ここでは，このデータベースを前提に，エクセルの**ピボットテーブル**を使用した質的データと量的データのクロス集計の方法を紹介する．

	A	B	C	N	O	P	Q	R	S	T	U	V	W	X
1	ID番号	1)性別	2)学年	6.8)お	6.症状得	7)起床	8)就寝	9)朝食	10)身体	11)身長	12)体重	13)BMI	13)BMI.C	
2	001	1	1		0	4	3	1	1	158.0	48.0	19.23	2	
3	002	1	1		1	4	4	1	2	135.0	30.0	16.46	1	
4	003	1	1	1	2	3	2	1	1	138.3	29.5	15.42	1	
5	004	1	1		1	3	4	1	4	139.0	33.0	17.08	1	
6	005	1	1		1	4	4	1	1	140.3	35.0	17.78	1	
7	006	1	1		0	2	2	1	1	145.2	33.5	15.89	1	
8	007	1	1		2	1	3	1	1	145.3	34.0	16.10	1	
177	176	2	3	1	3	2	3	1	4	159.0	62.5	24.72	2	
178	177	2	3	1	3	1	4	1	1	159.8	51.0	19.97	2	
179	178	2	3		2	4	4	1	4	160.5	65.5	25.43	3	
180	179	2	3		4	4	4	1	1	160.9	49.0	18.93	2	
181	180	2	3		1	2	4	2	1	164.5	58.5	21.62	2	
182														

追加変数
①症状得点

追加変数
②BMI
③BMI.C

EXCEL 図21　データベース（完成・集計用）

ピボットテーブルの形式は **EX** 図22の通り，4分割表として示され，それぞれの4分割はその役割・機能が決まっている．そして，その役割・機能に沿って，該当の4分割に集計したい変数をドラッグしたり，集計の方法や計算の種類を指定したりして集計を行う．

なお，エクセル2007については，行ラベルや列ラベルなどのボックスに直接に変数をドラッグする．

(2) ピボットテーブルによるクロス集計

1 質的データのクロス集計（実数・%）

EX 図22に示したピボットテーブルの形式によって，質的データのクロス集計をし，その比率比較をしたい．

たとえば，性別学年別家族構成をみたいとする．その手順を **EX** 図22に準じて行えば，**EX** 図23の通りに表示される．つまり，性別学年別家族構成のクロス集計の結果（個数）が

3-3 エクセルの応用 (2) **93**

① データの「ピボットテーブルとピボットグラフレポート」を選択する.
　（エクセル2007では「挿入」リボン→「ピボットテーブル」）
② 使用するデータの範囲を指定・確認する.
　データベース内にアクティブセルがあれば自動的に指定される.
③ ピボットテーブルが表示される.
④ ピボットテーブルの形式は, 下記のような4分割表である.
　ここで, それぞれの4分割をA, B, C, Dとすると,

A	C
B	D

A：集計の方法や計算の種類を指定する.
B：行（表側）にしたい変数をドラッグする.
C：列（表頭）にしたい変数をドラッグする.
D：集計したい変数をドラッグする.

⑤ ピボットテーブルのB・C・Dに, 下記のとおり,
　集計したい変数をドラッグし, Aで集計の方法を指定する.

＜ピボットテーブル（エクセル2003）の形式＞

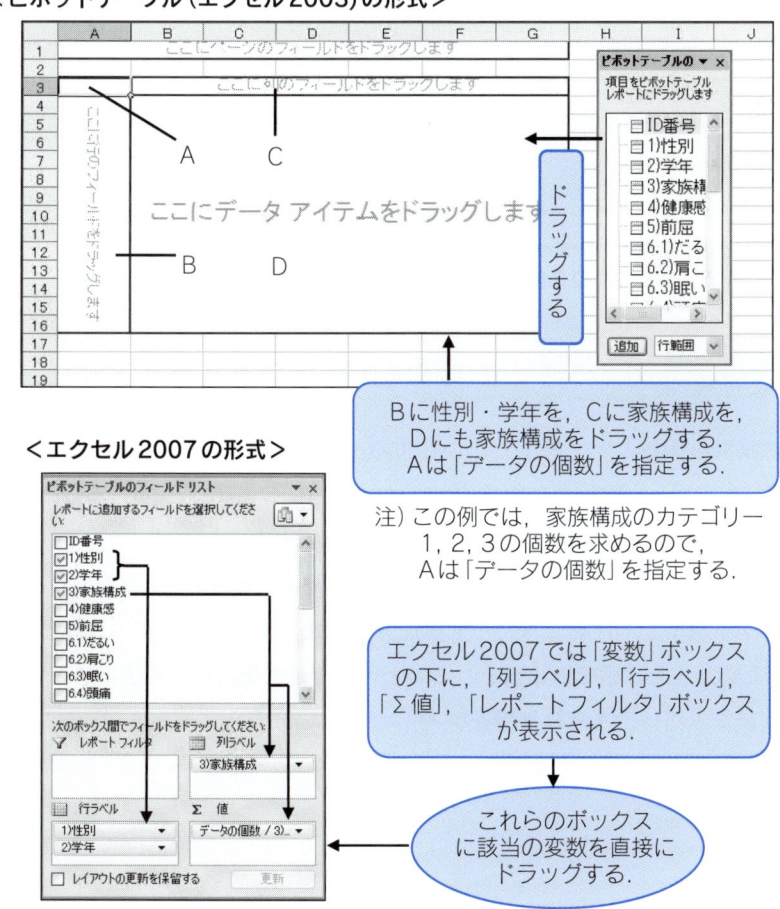

Bに性別・学年を, Cに家族構成を,
Dにも家族構成をドラッグする.
Aは「データの個数」を指定する.

注) この例では, 家族構成のカテゴリー
　1, 2, 3 の個数を求めるので,
　Aは「データの個数」を指定する.

＜エクセル2007の形式＞

エクセル2007では「変数」ボックス
の下に, 「列ラベル」, 「行ラベル」,
「Σ値」, 「レポートフィルタ」ボックス
が表示される.

これらのボックス
に該当の変数を直接に
ドラッグする.

(EXCEL) 図22　ピボットテーブルの形式と変数のドラッグの方法

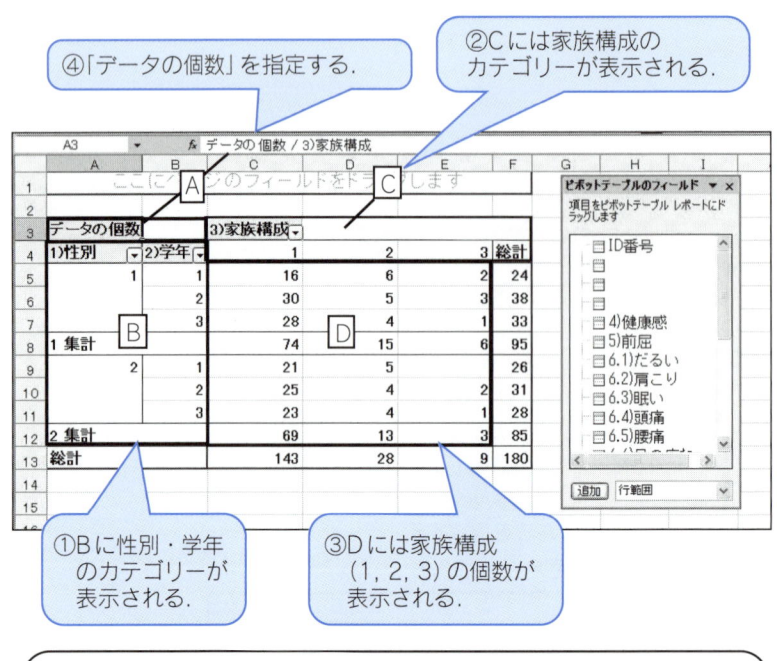

④「データの個数」を指定する．

②Cには家族構成の
カテゴリーが表示される．

①Bに性別・学年
のカテゴリーが
表示される．

③Dには家族構成
(1, 2, 3)の個数が
表示される．

注1) B・Cには複数変数をドラッグでき，変数の移動・変更は
　　 B・C内で変数を前後にドラッグすることで自由にできる．
注2) 変数のドラッグは，集計要領および集計表の設計に準じて行う．
注3) Aに表示される集計の方法を確認・変更する．
注4) 各変数後の▼で余白などの選択肢のチェックをはずす．

(EXCEL) 図23　ピボットテーブルのクロス集計結果（質的データの場合）

表示される．

　次に，このクロス集計を個数と％で表示したいとする．その手順は，(EX) 図24に示した通りである．そのポイントは，「個数」のピボットテーブル（クロス集計）を，横（または下）へコピーし，「％」のピボットテーブル（クロス集計）とすることである．

　以上の集計結果を，重複していた表側部分を削除し整理したのが**表3-8 (1)**である．この集計表は表側を性別・学年別にし，性別にみた「学年別家族構成」の実数・比率の比較となる．つまり，学年差をみたい，または学年別比較をしたいという集計要領に沿ったまとめということになる．もし，性差をみたい，または性別比較をしたいというなら，**表3-8 (2)**のように，表側の変数を移動変更し，学年別性別とする．

3-3 エクセルの応用（2）

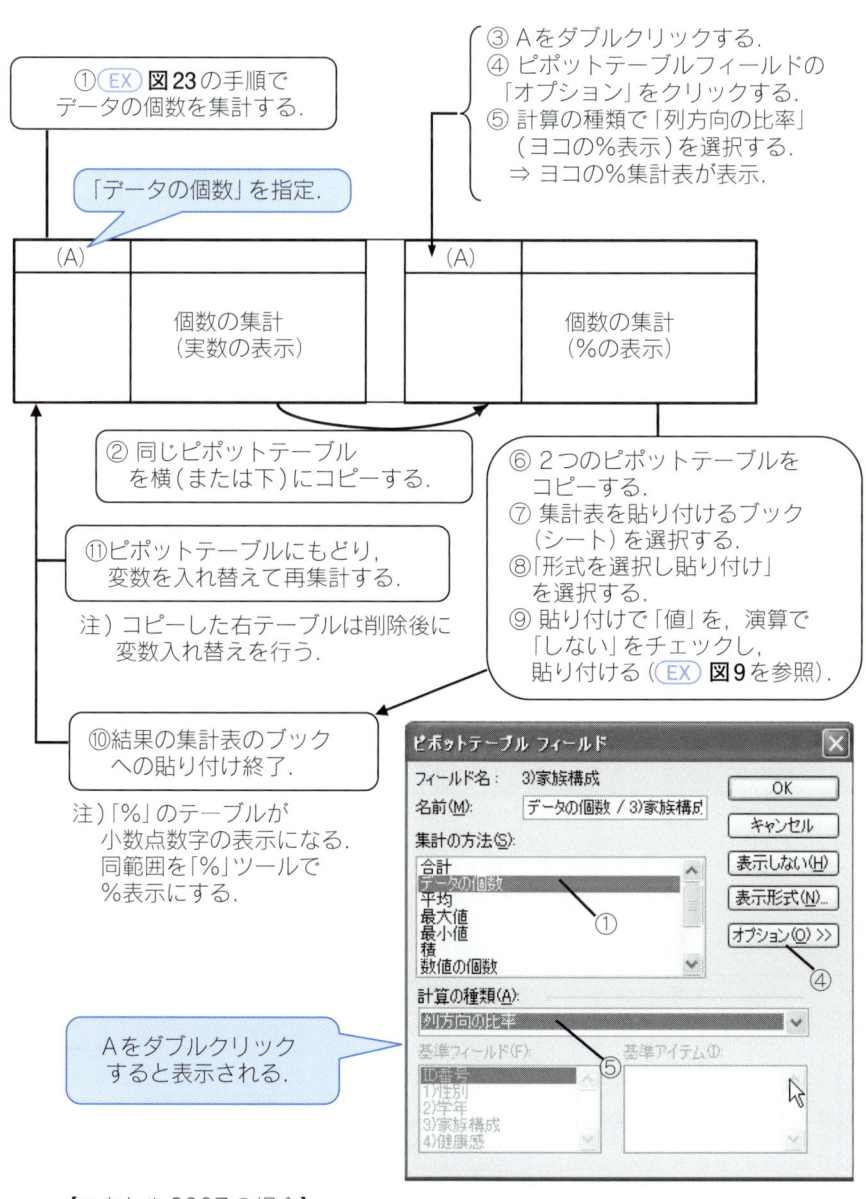

① (EX) 図23の手順で
データの個数を集計する．

「データの個数」を指定．

(A) ｜ 個数の集計（実数の表示）

③ Aをダブルクリックする．
④ ピポットテーブルフィールドの「オプション」をクリックする．
⑤ 計算の種類で「列方向の比率」（ヨコの％表示）を選択する．
⇒ ヨコの％集計表が表示．

(A) ｜ 個数の集計（％の表示）

② 同じピポットテーブルを横（または下）にコピーする．

⑥ ２つのピポットテーブルをコピーする．
⑦ 集計表を貼り付けるブック（シート）を選択する．
⑧「形式を選択し貼り付け」を選択する．
⑨ 貼り付けで「値」を，演算で「しない」をチェックし，貼り付ける（(EX) 図9を参照）．

⑪ ピポットテーブルにもどり，変数を入れ替えて再集計する．

注）コピーした右テーブルは削除後に変数入れ替えを行う．

⑩ 結果の集計表のブックへの貼り付け終了．

注）「％」のテーブルが小数点数字の表示になる．同範囲を「％」ツールで％表示にする．

Aをダブルクリックすると表示される．

【エクセル2007の場合】
①③(A)の集計の方法および種類を指定するには，
　「Σ値」のボックス（p.93, (EX) 図22を参照）をクリックする．
　　⇒値フィールドの設定をクリックする．
　　⇒集計の方法で指定する．
⑤値フィールドの設定をクリックし，集計の種類で指定する．

【エクセル2010, 2013の場合】
「Σ値」のボックスに集計したい同じ変数を２回ドラッグする（上下に表示される）．
「Σ値」の上下の変数について「値フィールドの設定」の「集計方法」で，上の変数では「データの個数」を，下の変数では「データの個数」にしたまま「計算の種類」で％を計算させる．

(EXCEL) 図24　質的データのクロス集計の手順・まとめ

表 3-8 質的データのクロス集計のまとめ

(1) 性別・学年別家族構成（実数・％）

性別	学年	核家族	三世代	その他	計	核家族	三世代	その他	計
男子	1年生	16	6	2	24	66.7%	25.0%	8.3%	100.0%
	2年生	30	5	3	38	78.9%	13.2%	7.9%	100.0%
	3年生	28	4	1	33	84.8%	12.1%	3.0%	100.0%
	計	74	15	6	95	77.9%	15.8%	6.3%	100.0%
女子	1年生	21	5		26	80.8%	19.2%	0.0%	100.0%
	2年生	25	4	2	31	80.6%	12.9%	6.5%	100.0%
	3年生	23	4	1	28	82.1%	14.3%	3.6%	100.0%
	計	69	13	3	85	81.2%	15.3%	3.5%	100.0%

- 性差があるか？（性別比較をしたい）
- 性別・学年を入れ替える．
- 学年差があるか？（学年別比較をしたい）→ 性別にみた学年別比較をする．
- (1) または (2) のいずれの集計にするかは，事前に集計要領で検討しておく．

(2) 学年別・性別家族構成（実数・％）

学年	性別	核家族	三世代	その他	計	核家族	三世代	その他	計
1年生	男子	16	6	2	24	66.7%	25.0%	8.3%	100.0%
	女子	21	5		26	80.8%	19.2%	0.0%	100.0%
	計	37	11	2	50	74.0%	22.0%	4.0%	100.0%
2年生	男子	30	5	3	38	78.9%	13.2%	7.9%	100.0%
	女子	25	4	2	31	80.6%	12.9%	6.5%	100.0%
	計	55	9	5	69	79.7%	13.0%	7.2%	100.0%
3年生	男子	28	4	1	33	84.8%	12.1%	3.0%	100.0%
	女子	23	4	1	28	82.1%	14.3%	3.6%	100.0%
	計	51	8	2	61	83.6%	13.1%	3.3%	100.0%

- 学年別にみた性別比較をすることになる．

3-3 エクセルの応用(2)　97

② 量的データのクロス集計（平均値）

量的データの平均値比較をしたい場合は，「個数・平均値・SD」の様式でまとめる．したがって，(EX)図25に示したように，個数のピボットテーブル（クロス集計）を，横（または下）へ2個コピーするのがポイントである．そして，表側の重複部分を削除し整理したのが**表3-9**である．

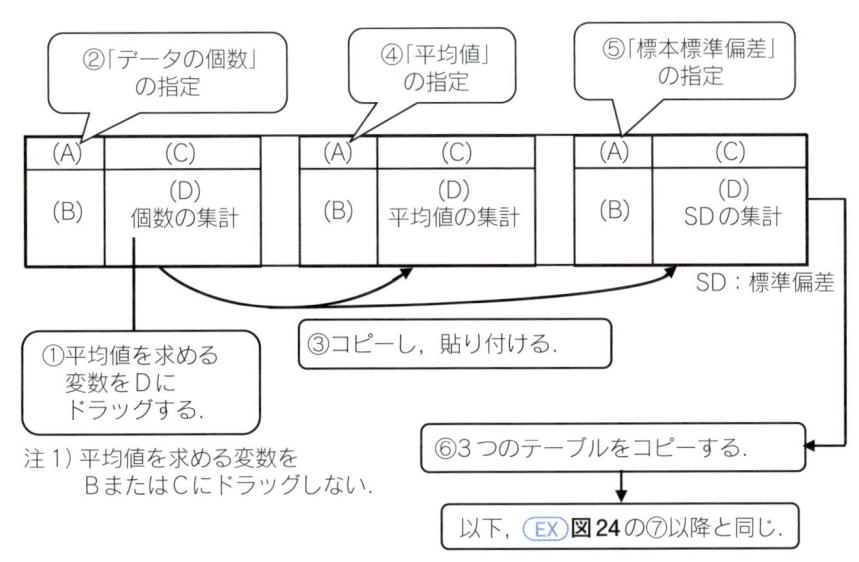

```
       ②「データの個数」      ④「平均値」          ⑤「標本標準偏差」
           の指定              の指定                の指定
      ┌─────┬─────┐  ┌─────┬─────┐  ┌─────┬─────┐
      │ (A) │ (C) │  │ (A) │ (C) │  │ (A) │ (C) │
      ├─────┤ (D) │  ├─────┤ (D) │  ├─────┤ (D) │
      │ (B) │個数の集計│ │ (B) │平均値の集計│ │ (B) │SDの集計│
      └─────┴─────┘  └─────┴─────┘  └─────┴─────┘
                                              SD：標準偏差

   ①平均値を求める      ③コピーし，貼り付ける．
    変数をDに
    ドラッグする．
                                     ⑥3つのテーブルをコピーする．

注1) 平均値を求める変数を
     BまたはCにドラッグしない．     以下，(EX)図24の⑦以降と同じ．

            注2) 形式を選択して貼り付けた後，「平均値・SDの列」
                のみを残し，個数の集計表との重複部分（A・B列
                および表間の余白列）は削除する（表3-9を参照）．
                すると，「個数・平均値・SD」の形式で整理できる．
            注3) 標準偏差の算出に「標本標準偏差」を用いることに
                ついては，p.26，**One Point** ⑤を参照．
```

【エクセル2007の場合】
②④⑤(A)の集計の方法および種類を指定する手順は，
p.95，(EX)**図24**と同じである．

【エクセル2010，2013の場合】
「Σ値」のボックス（p.93，(EX)**図22**を参照）に集計したい同じ変数を3回ドラッグする（上下3段に表示される）．「Σ値」の3変数について「値フィールドの設定」の「集計方法」で，上の変数から「データの個数」「平均値」「標本標準偏差」（または「標準偏差」）を指定する．

(EXCEL) **図25** 量的データのクロス集計の手順・まとめ

表3-9　量的データのクロス集計のまとめ

(1) 個数・平均値・SDの個別計算

データの個数/13) BMI				平均/13) BMI				標本標準偏差/13) BMI		
1)性別	2)学年	集計		1)性別	2)学年	集計		1)性別	2)学年	集計
1	1	24		1	1	17.4		1	1	1.8
	2	38			2	18.9			2	1.9
	3	33			3	19.9			3	2.7
1 集計		95		1 集計		18.9		1 集計		2.4
2	1	26		2	1	21.0		2	1	2.8
	2	31			2	20.6			2	2.3
	3	28			3	21.4			3	3.8
2 集計		85		2 集計		21.0		2 集計		3.0
総計		180		総計		19.9		総計		2.9

重複部分を削除　　重複部分を削除

(2) 重複部分を削除したまとめ
データの個数/13)BMI

1)性別	2)学年	集計	集計	集計
1	1	24	17.4	1.8
	2	38	18.9	1.9
	3	33	19.9	2.7
1 集計		95	18.9	2.4
2	1	26	21.0	2.8
	2	31	20.6	2.3
	3	28	21.4	3.8
2 集計		85	21.0	3.0
総計		180	19.9	2.9

(3) 完成の集計
性別学年別のBMI平均値

性別	学年	N	平均値	SD
男子	1年生	24	17.4	1.8
	2年生	38	18.9	1.9
	3年生	33	19.9	2.7
計		95	18.9	2.4
女子	1年生	26	21.0	2.8
	2年生	31	20.6	2.3
	3年生	28	21.4	3.8
計		85	21.0	3.0

SD：標準偏差

性別比較をしたいなら，変数を入れ替えるよ！　←　学年別比較になるよ！

第4章

検定・比較の方法

4-1 仮説検定の考え方

(1) 統計的仮説とは
1 帰無仮説と対立仮説

一般に仮説は立証するために立てる．しかし，統計的仮説検定では，仮説は否定されることを期待して立てる．この仮説を**帰無仮説**という．否定されること，つまり，無に帰ることを期待して立てられる仮説ということである．

仮説検定とは単に**検定**ともいわれ，帰無仮説を立てて，その仮説が否定されるかどうかを判断することである．帰無仮説が否定されたとき「有意である」，否定されないとき「有意でない」という．**有意**とは，統計的に意味があるということである．

統計的仮説検定の考え方およびその手順をまとめると，**図4-1**の通りになる．以下でその手順を説明しよう．

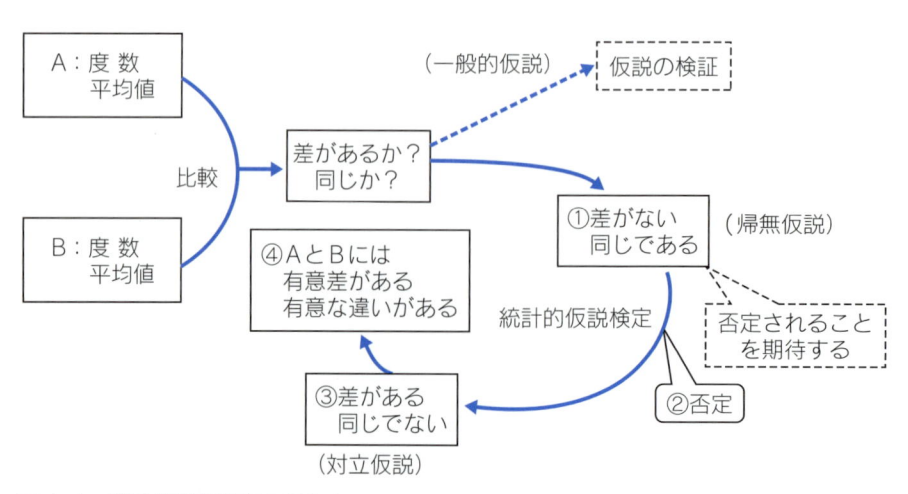

＜平均値の検定の場合＞

ある2つの平均値A，Bがあり，この2つの平均値の差($A>B$)に有意な差があるかを検定する場合を考える．

① まず，「2つの平均値には差がない」という仮説(帰無仮説)を立てる．
② そして，その仮説が否定されると，
③ その反対の「2つの平均値には差がある」(**対立仮説**という)と判断する．
④ つまり，平均値Aは平均値Bより有意に大きい($A>B$に有意な差がある)といえる．

＜度数の検定の場合＞

ある2つの集団の測定値が度数(実測値)として得られ，実測値Aが実測値Bより大きい

図4-1 統計的仮説検定の考え方

($A > B$)とする．この2つの値に有意な差があることを検定する場合を考える．
① まず，「実測値Aと実測値Bには差がない」という仮説(帰無仮説)を立てる．
② そして，その仮説が否定されると，
③ その反対の「実測値Aと実測値Bには差がある」(対立仮説)と判断する．
④ つまり，実測値Aは実測値Bより有意に大きい($A > B$に有意な差がある)といえる．

2 なぜ帰無仮説か

統計的仮説検定では，なぜあえて否定することを期待する帰無仮説を設定するのか，または差があることを直接に検定しないのか，ということを考えてみよう．

もし仮に「差がある」ということをスタートとすれば，検定をしようとするたびに，差は小さいものから大きいものまで，無限にあり得るといっても過言ではない．「差がある」という場合には，絶対的な基準があり得ない．その点，帰無仮説は「差がない」ということなので，絶対的な基準となり得るのである．そして，その絶対的な基準を前提に，検定の作業(計算)がはじまるということである．以上のような理由から，検定の作業(計算)を進めるにあたっては，まず，帰無仮説をスタートにする．

(2) 危険率と自由度

1 危険率(有意水準)

統計的仮説検定では，帰無仮説を否定し，対立仮説を採用する(有意差がある)という形式をとる．この場合，帰無仮説を否定するかどうかを判断するルールに，**危険率**(**有意水準**ともいう)というのがある．危険率は一般に5%か1%が用いられる．そして，「危険率5%(または1%)で有意差がある」という言い方をする．

「危険率5%で有意差がある」という場合の危険率5%という意味は，帰無仮説を否定する(有意差がある)という判断には，誤りの確率が5%あるということである．判断の誤りの確率という意味で危険率という．しかし，判断を誤る確率が5%あっても，残り大多数の95%は判断が正しいことを支持するから良かろうというのが，仮説検定の判断のルールだと考えよう．

なお，危険率5%と1%の違いは何だろうか．危険率は判断の誤りの確率であり，5%より1%の方が低いので良い．つまり，判断の精度は危険率5%より1%の方が高いということである．そこで，検定にあたっては，まず，危険率5%で判断し有意差があれば，次に1%で判断する．1%で有意差があれば「危険率1%で有意差がある」という．ただし，1%で有意差がなくても5%で有意差があれば，「危険率5%で有意差がある」という．

また，危険率5%(または1%)という場合，その意味は実質的に判断の誤りの確率が5%(または1%)以下ということである．

たとえば，子どもに難解な問題を5問出して，二者択一で解答してもらい，5問すべてに正解を得た．そこで，全問に正解したので「その子は英才児だ」と判断したとしよう．

しかし，この場合，まぐれで5問すべてに正解する確率 P は，

$$P = \left(\frac{1}{2}\right)^5 = \frac{1}{32} = 0.031$$

である．つまり3.1%となる．すなわち，「その子は英才児だ」という判断は，3.1%の確率で誤っている．だが，3.1%という確率は5%以下なので，「その子は英才児だ」と判断するということである．

ところが，設定を変えて，4問の問題で4問すべてに正解を得たとしよう．この場合は，まぐれで4問すべてに正解する確率 P は，

$$P = \left(\frac{1}{2}\right)^4 = \frac{1}{16} = 0.063$$

である．つまり6.3%となる．この場合は，「その子は英才児だ」という判断は，6.3%の確率で誤っている．この確率は5%より大きいので，「その子は英才児だ」と判断できないということになる．

2 自由度

検定の時には，危険率と同様に**自由度**もよく使う．この自由度の考えはなかなか難しいものである．ここでは，平均値 $\overline{X}$ を使って説明しておこう．

個数を N として，$\overline{X}$ を $X_1, X_2, \cdots, X_N$ の平均値とする．たとえば，[$N=5$, $\overline{X}=3.5$] であったとすれば，

$$\overline{X} = \frac{X_1 + X_2 + X_3 + X_4 + X_5}{5} = 3.5$$

となる．このとき，$X_1 \sim X_4$ の値がどんな値をとっても，X_5 の値を調整することで，$\overline{X}=3.5$ を得ることができる．$X_1 \sim X_4$ の4個は自由に値がとれるわけであり，この4個という「自由に取れる値の数」を自由度という．すなわち，平均値の場合の自由度は，$N-1$ となる．

しかし，自由度は常に $N-1$ というわけではない．検定法それぞれに自由度は決まっているので，そのたびに自由度の求め方を確認する必要がある．

(3) 検定の基本的手順

統計的仮説検定では，帰無仮説を否定し対立仮説を採用し，その結果，有意差があるかを判断する．その際には，下記の基本的な手順をふむことになる．

① 必要な統計量を計算する．

検定法にはいろいろな方法があり，統計量を求める計算式はそれぞれに決まっている．また，その統計量はそれぞれに対応した名称があり，χ^2（カイ2乗）値，T 値，F 値，Z 値などという．

② 該当する統計表の所与値を読み取る．

該当する**統計表**は，算出する統計量が χ^2 値なら **χ^2 分布表**，T 値なら **t 分布表**，F 値なら **F 分**

布表，Z値なら**標準正規分布表**と決まっている（p.134〜138，**付表1〜4**を参照）．各統計表の所与値は，それぞれの統計表に示されている危険率および自由度によって読み取る．
③ ①の統計量と②の統計表の所与値を比較する．
④「**統計量 ＞ 統計表の所与値**」なら，2つの度数および平均値には**有意差がある**と判断する（p.104，**One Point⑬**を参照）．

（4）両側検定と片側検定

帰無仮説を否定し対立仮説を採用する場合，対立仮説の設定には2通りが考えられる．たとえば，学習塾に通っている子（通塾児）と通っていない子（非通塾児）の両群の成績の平均値を比較したいとしよう．この場合，帰無仮説としては，「通塾児と非通塾児の成績に差はない」ということになる．それに対して，対立仮説は次の2通りが考えられる．
ⓐ「通塾児の方が非通塾児より成績がよい」
ⓑ「通塾児の方が非通塾児より成績がよい」もしくは「非通塾児の方が通塾児より成績がよい」

ⓐでは，通塾児の成績が良くなくてはいけない．この場合は，塾通いによる成績向上は当然であることを前提にした対立仮説の設定ということになる．ところが，ⓑでは，もともと成績のよい子は塾に通う必要がないとも考えられ，それに対応するために「非通塾児の方が通塾児より成績がよい」という仮説も考えることができる．

検定をする場合には，ⓐのように対立仮説が方向性を持っている場合には**片側検定**を用いる．一方，ⓑのように対立仮説が方向性を持っていない場合には**両側検定**を用いる（**図4-2**）．そして，危険率は，片側検定では片側のみで5％（1％）となり，両側検定では片側2.5％（0.5％）ずつ（両側で5％，1％）となる．

一般的には，両側検定が行われる．片側検定を用いるのは母集団の知識が十分得られており，一方向での対立仮説の設定が妥当だという場合に限られる．

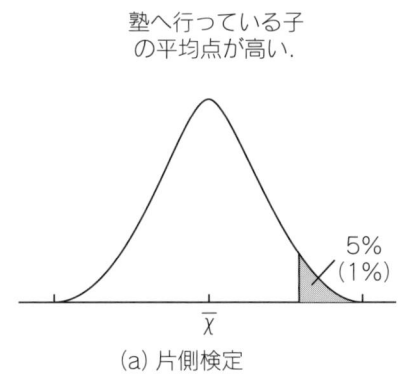

（a）片側検定　　　（b）両側検定

図4-2　片側検定と両側検定

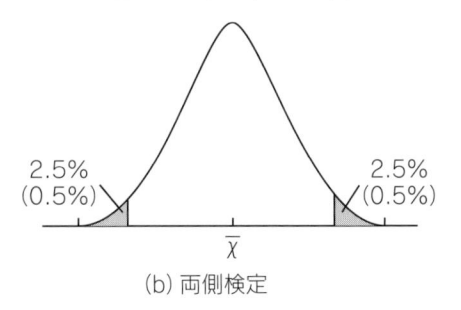

One Point ⑬

有意性の判断は？

　前記の「統計量」と「統計表の所与値」の大小関係について，なぜ「統計量 ＞ 統計表の所与値」の場合に有意差（有意な違い）があると判断するかについては以下のように考えよう．
ⓐ比較するものの間に差（違い）が大きければ大きいほど，算出する「統計量」は数値が大きくなるように，数式が工夫されている．
ⓑそのため，その数値（統計量）が大きければ大きいほど，差が大きいというわけである．
ⓒその時，有意差（有意な違い）があるほど大きな差かを判断するために，何らかの基準値と比較し，それより大きい場合に有意差（有意な違い）があると判断する．その基準値こそ，「統計表の所与値」ということである．
ⓓしたがって，「統計量 ＞ 統計表の所与値」の場合，有意差（有意な違い）があると判断するということになる．

4-2　単純集計・クロス集計の検定

(1) 単純集計の検定（適合度の検定）：χ^2 検定

　適合度の検定とは，ある集団のデータが観測値で得られたとき，その観測値が，理論値と一致しているか（適合しているか）を検定する方法である．適合度の検定では χ^2（カイ２乗）値を算出して検定を行うので，**χ^2 検定**を行うという．χ^2 値の算出は次の式で行う．

┥χ^2 値の計算式 (1)┝

$$\chi^2 \text{値} = \frac{(\text{各観測値} - \text{理論値})^2}{\text{理論値}} \text{ の総和}$$

注1）観測値は，実測値，観察値ともいう．
注2）理論値は，期待値ともいう．

　また，自由度はカテゴリー数を m とすると「$m-1$」である．
　この適合度の検定には，既存の理論分布（理論値）がすでに考えられており，その理論分布と適合しているかを検定する場合と，上位集団の分布を基準分布として設定し，その基準分布と適合しているかを検定する場合が考えられる．

1 理論分布との適合度の検定

例4-1 χ^2検定(1)

某産科医院で1年間に200人の出生があり，男女の割合は男児110人，女児90人であった．この割合は，統計的にみて，出生の性比の理論値「1：1」と一致しているか．

[考え方] この例では，男児の出生が女児より20人も多いことが注目され，この産科医院では本当に男児が多く生まれるのかしら（そうだとすれば，男の子がほしいという人はまじめにこの産科医院での出産を望む人がいるかもね？！）とも考えられる．しかし，たまたま男子が多く生まれただけならどうだろう．そこで，検定によってそのことをはっきりさせよう．

[解 答] ①「男児と女児は同じ割合で生まれる」という帰無仮説を設定する．このとき，帰無仮説に沿った理論値は「男児：女児＝1：1」である．

②統計量χ^2値を，χ^2値の計算式(1)を用いて求める．ここで，理論値は「1：1」に沿って求める．すると，求める統計量χ^2値は，

$$\chi^2値 = 2.00$$

となる（EX 図26）．

	男児	女児	計
観測値	110	90	200
理論値	100	100	200
χ^2	$\dfrac{(110-100)^2}{100}$	$\dfrac{(90-100)^2}{100}$	2.00

- ①某産科医院の数値
- ②性比の理論値「1：1」による値
- χ^2値の総和
- ③χ^2値の計算式(1)による
- ＝(D4－D5)^2/D5
- ＝(E4－E5)^2/E5

EXCEL 図26　適合度の検定（単純集計）：出生の性比

③該当する統計表の所与値を読み取る．統計量がχ^2値だから，統計表はχ^2分布表の所与値を読みとる（p.134，**付表1**）．

カテゴリー数$m=2$（男，女）なので，自由度は$m-1=1$となる．そして，

統計表の所与値 ＝ 3.841（危険率5%の場合），6.635（危険率1%の場合）

となる．

④統計量χ^2値とχ^2分布表の所与値を比較すると，
$$2.00(\chi^2値) < 3.841(\chi^2分布表の所与値)$$
となる．つまり，χ^2値は統計表の所与値より大きくない．

⑤したがって，観測値は理論値と差がないと考えられ，男児の出生が女児より有意に多いとは言えない．つまり，男児110人，女児90人と，男児が20人も多いのに，男児が有意に多く生まれるとは言えない．

2 **基準分布との適合度の検定**

例4-2　χ^2検定(2)

A企業ではその従業員200人に対して特定健診が実施され，その受診者の肥満度区分が，**表4-1**の通りにまとめられた．A企業が所属するA健康保険の加入者集団3,500人の肥満度区分は同表の通りであった．A企業従業員の肥満度区分の割合は，A健康保険の加入者集団の肥満度区分の割合と一致しているか．

表4-1　A企業従業員とA健康保険加入者の肥満度区分

		肥満	普通	やせ	計
A企業従業員	N	65	110	25	200
	%	32.5	55.0	12.5	100.0
A健康保険加入者	N	815	2,270	415	3,500
	%	23.3	64.9	11.9	100.0

[考え方]　A企業従業員の数値を観測値，A健康保険の加入者集団の数値を基準分布と考えて検定を行う．

[解答]　①「A企業従業員の肥満度区分の割合はA健康保険加入者の割合と差がない」という帰無仮説を設定する．

②統計量χ^2値は，χ^2値の計算式(1)を用いて求める．ここで，期待値は帰無仮説に沿って求める．つまり，A健康保険加入者の肥満度区分の割合（基準分布）によって配分した値が期待値である．すると，求める統計量χ^2値は，
$$\chi^2値 = 10.358$$
となる（EX 図27）．

③該当する統計表の所与値，つまりχ^2分布表の所与値を読み取る（p.134，**付表1**を参照）．
カテゴリー数$m = 3$（肥満，普通，やせ）なので，自由度は$m - 1 = 2$となる．すると，
$$統計表の所与値 = 5.991（危険率5\%），9.210（危険率1\%）$$
が読み取れる．

④統計量のχ^2値とχ^2分布表の所与値を比較すると，
$$10.358(\chi^2値) > 9.210(\chi^2分布表の所与値)$$
つまり，χ^2値が統計表の所与値（危険率1%）より大きい．

⑤したがって，A企業従業員の肥満度区分の割合は，A健康保険加入者の同割合と「危険率1%で有意差がある」といえる（一致していない）．

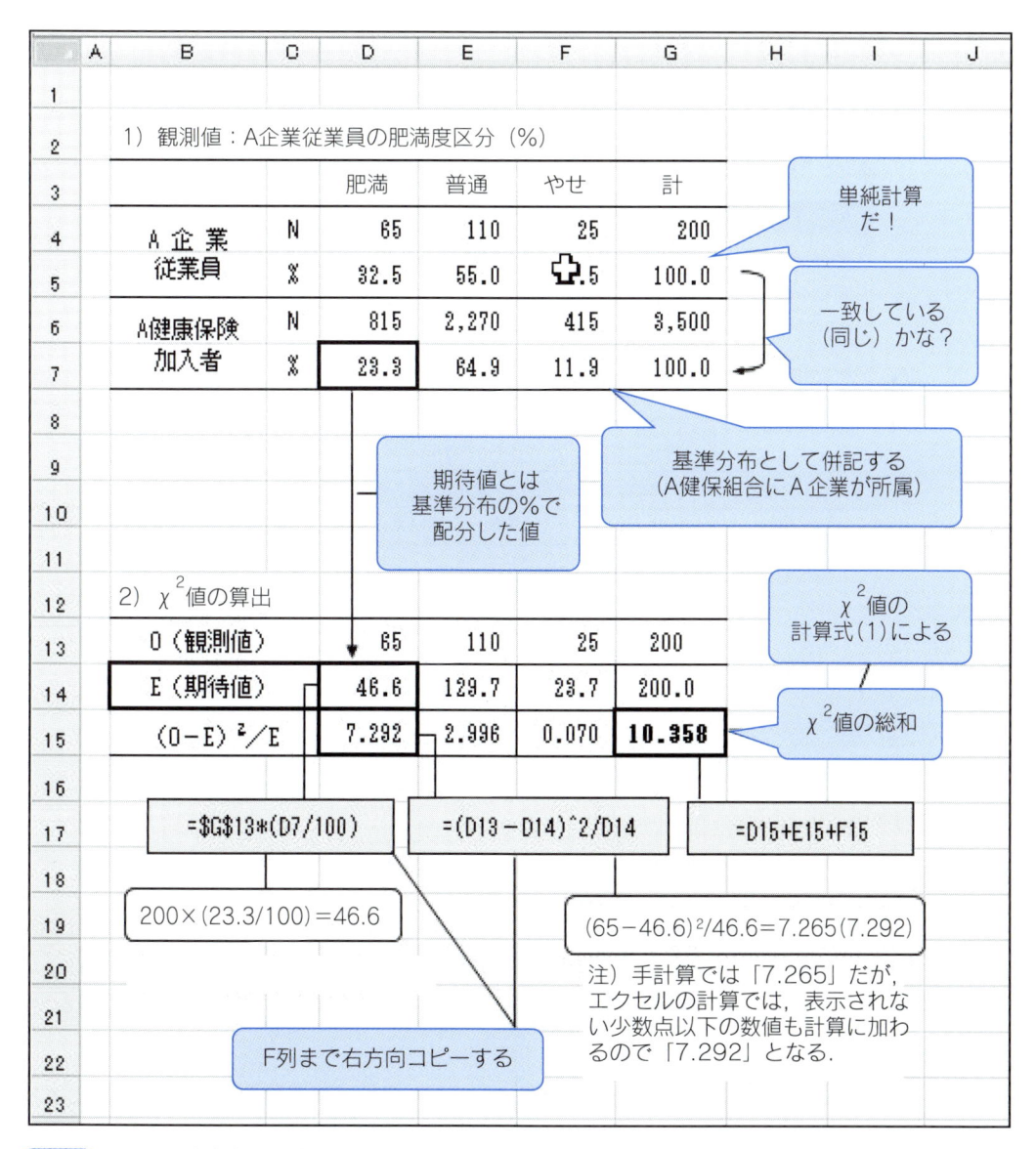

4-2 単純集計・クロス集計の検定　**107**

	A	B	C	D	E	F	G	H	I	J
1										
2		1）観測値：A企業従業員の肥満度区分（%）								
3				肥満	普通	やせ	計			
4		A 企 業	N	65	110	25	200		単純計算だ！	
5		従業員	%	32.5	55.0	12.5	100.0			
6		A健康保険	N	815	2,270	415	3,500		一致している（同じ）かな？	
7		加入者	%	23.3	64.9	11.9	100.0			
8										
9					期待値とは基準分布の%で配分した値		基準分布として併記する（A健保組合にA企業が所属）			
10										
11										
12		2）χ^2値の算出						χ^2値の計算式（1）による		
13		O（観測値）		65	110	25	200			
14		E（期待値）		46.6	129.7	23.7	200.0		χ^2値の総和	
15		$(O-E)^2/E$		7.292	2.996	0.070	**10.358**			
16										
17		=$G$13*(D7/100)			=(D13−D14)^2/D14		=D15+E15+F15			
18										
19		200×(23.3/100)=46.6			$(65-46.6)^2/46.6=7.265（7.292）$					
20					注）手計算では「7.265」だが、エクセルの計算では、表示されない少数点以下の数値も計算に加わるので「7.292」となる.					
21										
22			F列まで右方向コピーする							
23										

EXCEL　図27　適合度の検定（単純集計）：比率比較

　次に，どこの割合に有意差をもたらした問題点があるかを考えてみよう．統計量χ^2値10.358には，「肥満」でのχ^2値7.292が大きく寄与し，有意差をもたらしていることが考えられる．つまり，肥満の割合がA健康保険加入者で23.3%であるのに対して，A企業従業員では32.5%と高いことが問題視され，その差が大きいといえる．そこで，A企業従業員に対する肥満対策が重要といえよう．

　なお，エクセル統計を用いて適合度の検定を行うと，p.108，**One Point**⑭のようにχ^2値と検定結果が表示される．

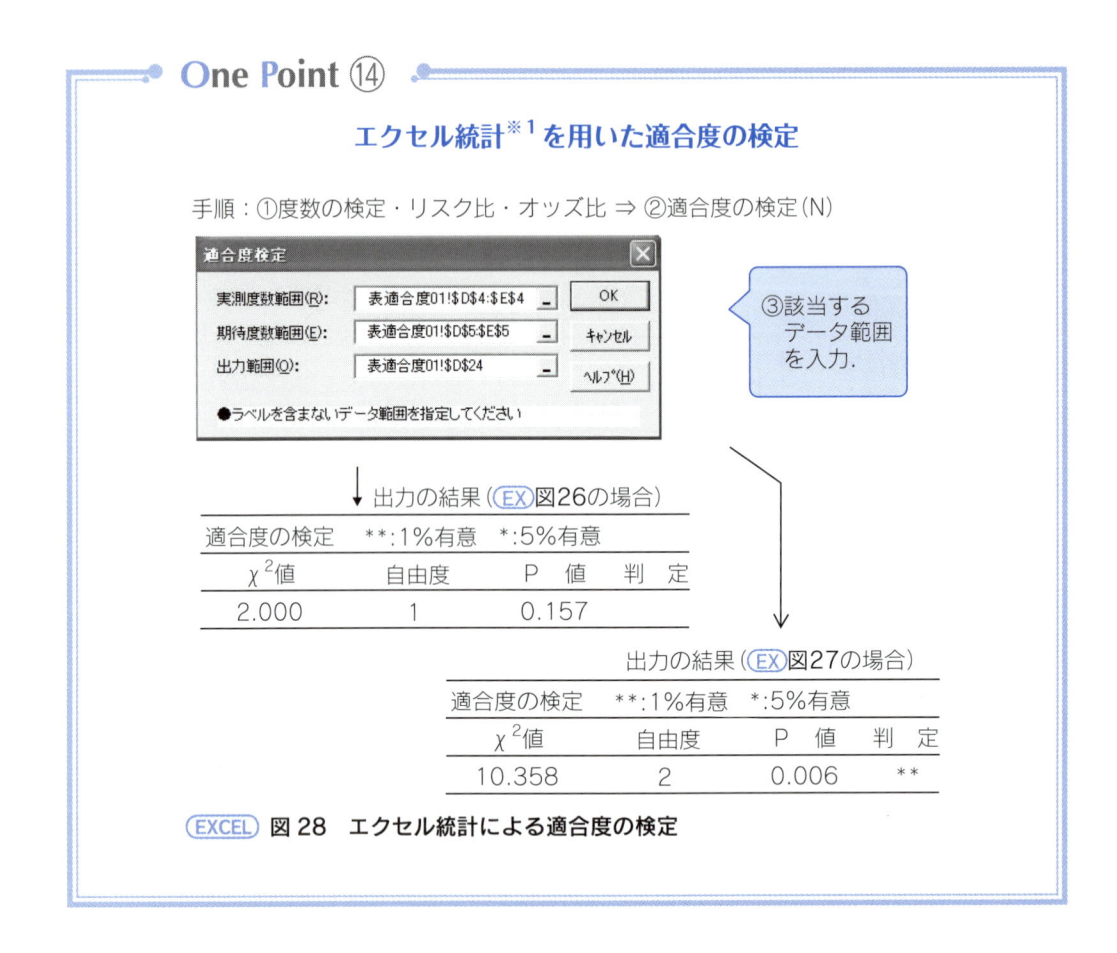

One Point ⑭

エクセル統計※1 を用いた適合度の検定

手順：①度数の検定・リスク比・オッズ比 ⇒ ②適合度の検定(N)

③該当する
データ範囲
を入力．

↓ 出力の結果（EX 図26の場合）

適合度の検定　＊＊：1%有意　＊：5%有意

χ^2値	自由度	P 値	判 定
2.000	1	0.157	

出力の結果（EX 図27の場合）

適合度の検定　＊＊：1%有意　＊：5%有意

χ^2値	自由度	P 値	判 定
10.358	2	0.006	＊＊

EXCEL 図28　エクセル統計による適合度の検定

(2) クロス集計の検定（独立性の検定）：χ^2検定

独立性の検定とは，2つの変数をクロス集計した場合，2つの変数の間に関連性がないか（独立しているか）を検定する方法である．

クロス集計表には 2×2 表と $m \times n$ 表とがある．2つの変数の関連性をみるのに，2×2 表では φ（ファイ）係数（p.42を参照），$m \times n$ 表では関連係数（p.42〜43を参照）がある．これらの係数が有意な関連があるかどうかは，この係数を算出するのに使われる χ^2 値が有意であればよい．そこで，独立性の検定でも，χ^2 値を算出し χ^2 検定を行う．

また，クロス集計（$m \times n$ 表）の自由度は $(m-1) \times (n-1)$ である．

※1)「エクセル統計」は，エクセルと別売の統計解析ソフトである．

1 2×2表の独立性の検定

2×2表のχ^2値は，次の簡便式で求める．また，その自由度は$(2-1)\times(2-1)=1$と決まっている．

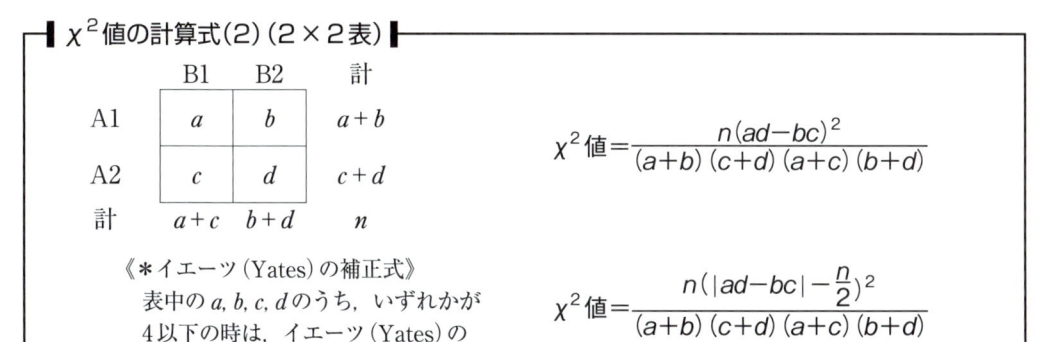

■ χ^2値の計算式(2)（2×2表）■

	B1	B2	計
A1	a	b	$a+b$
A2	c	d	$c+d$
計	$a+c$	$b+d$	n

$$\chi^2値 = \frac{n(ad-bc)^2}{(a+b)(c+d)(a+c)(b+d)}$$

《＊イエーツ(Yates)の補正式》
表中のa, b, c, dのうち，いずれかが4以下の時は，イエーツ(Yates)の補正式を使う．

$$\chi^2値 = \frac{n(|ad-bc|-\frac{n}{2})^2}{(a+b)(c+d)(a+c)(b+d)}$$

例4-3 独立性の検定(1)

表1-16(p.42)は，飲酒と喫煙の関連性をみたクロス集計(2×2表)である．この結果から飲酒と喫煙には関連性があるといえるか．

[考え方] 2×2表のϕ（ファイ）係数は，ϕ係数 $=\sqrt{\dfrac{\chi^2}{n}}$で求めることができる．同式の$\chi^2$値を求め$\chi^2$検定を行おう．$\chi^2$値が有意であれば，同表の$\phi$係数も有意であると判断する．

[解 答] ①「飲酒と喫煙との間には関連がない」という帰無仮説を設定する．
②2×2表のχ^2値を，上記の簡便式で求めると，「χ^2値 = 10.714」となる（EX 図29）．

	A	B	C	D	E	F	G	H	I	J	K	L
1												
2		χ^2値の求め方										
3			たばこを吸う	たばこを吸わない	計		χ^2値の計算式(2)による計算					
4		酒を飲む	120	80	200		χ^2値 =	$\dfrac{300\times(120\times60-80\times40)^2}{200\times100\times160\times140}$				
5		酒を飲まない	40	60	100							
6		計	160	140	300		χ^2値 =	10.714				
7												
8							=E6*(C4*D5-D4*C5)^2/(E4*E5*C6*D6)					
9												

EXCEL 図29 独立性の検定（クロス集計）：2×2表

③該当する統計表の所与値，つまりχ^2分布表の所与値を読み取る（p.134，**付表1**）．

　　自由度は1である．すると，

$$\text{統計表の所与値} = 3.841（危険率5\%），6.635（危険率1\%）$$

となる．

④ 統計量のχ^2値とχ^2分布表の所与値を比較すると，

$$10.714（\chi^2\text{値}） > 6.635（\chi^2\text{分布表の所与値}）$$

となる．つまり，χ^2値が統計表の所与値（危険率1％）より大きい．

⑤ したがって，飲酒と喫煙との間には「危険率1％で有意な関連がある」といえる．

次に，この「有意な関連性」の意味について考えてみよう．飲酒者・非飲酒者の喫煙率は飲酒者のほうが高率であり，飲酒者に喫煙者が多いといえる．一方，喫煙者・非喫煙者の飲酒率は喫煙者のほうが高率であり，喫煙者に飲酒者が多いといえる．

では，有意な関連をもたらした要因としてどんなことが考えられるであろうか．ここでは，喫煙者に飲酒者が多いというより，飲酒者には喫煙者が多いと考えるべきであろう．それは，日頃は喫煙しなくても飲酒時に喫煙したり，飲酒時に喫煙本数が増えたりする人が多いといえるからである．つまり，一方の変数（飲酒）が他方の変数（喫煙）に影響する結果として，関連が見られたと考えられる．

一方また，喫煙者も飲酒者も健康意識が低いことから，喫煙したり飲酒したりすることも考えられる．つまり，喫煙・飲酒に共通する要素（健康意識）があって，関連が見られたと考えることもできよう．

なお，エクセル統計を利用しても，p.113，**One Point**⑮のように「χ^2値＝10.714」となり，「ϕ係数＝0.189」となる．ここで，χ^2値に有意差があるので，ϕ係数も有意な関連があるといえる．

2 $m \times n$表の独立性の検定

例4-4　独立性の検定（2）

表1-17（p.43）は，運動の嗜好とその頻度の関連性をみたクロス集計（$m \times n$表）である．この表における運動の嗜好とその頻度には関連性があるといえるか．

考え方　同表では，運動が好きなほど，運動頻度が高いという傾向がみられる．そこで，運動の嗜好とその頻度に有意な関連があるかを確認する．$m \times n$表の関連係数Cは，

$$C = \sqrt{\frac{\chi^2}{n(r-1)}}$$

で求めることができる．同式のχ^2値を求めχ^2検定を行おう．χ^2値が有意であれば，同表の関連係数Cも有意であると判断する．

解答　①「運動の嗜好とその頻度には関連がない」という帰無仮説を設定する．

② $m \times n$表における各セルのχ^2値を求め，その総和を求める．

ここでまず，期待値を求めるのであるが，期待値は帰無仮説を前提とした値である．つまり，運動の嗜好別頻度の%はそれぞれ異なるが，その%に差がないというのが帰無仮説である．その帰無仮説を前提とするということは，「計の%」によって運動の各嗜好別人数を割り振ればよい（ EX 図30の2）．

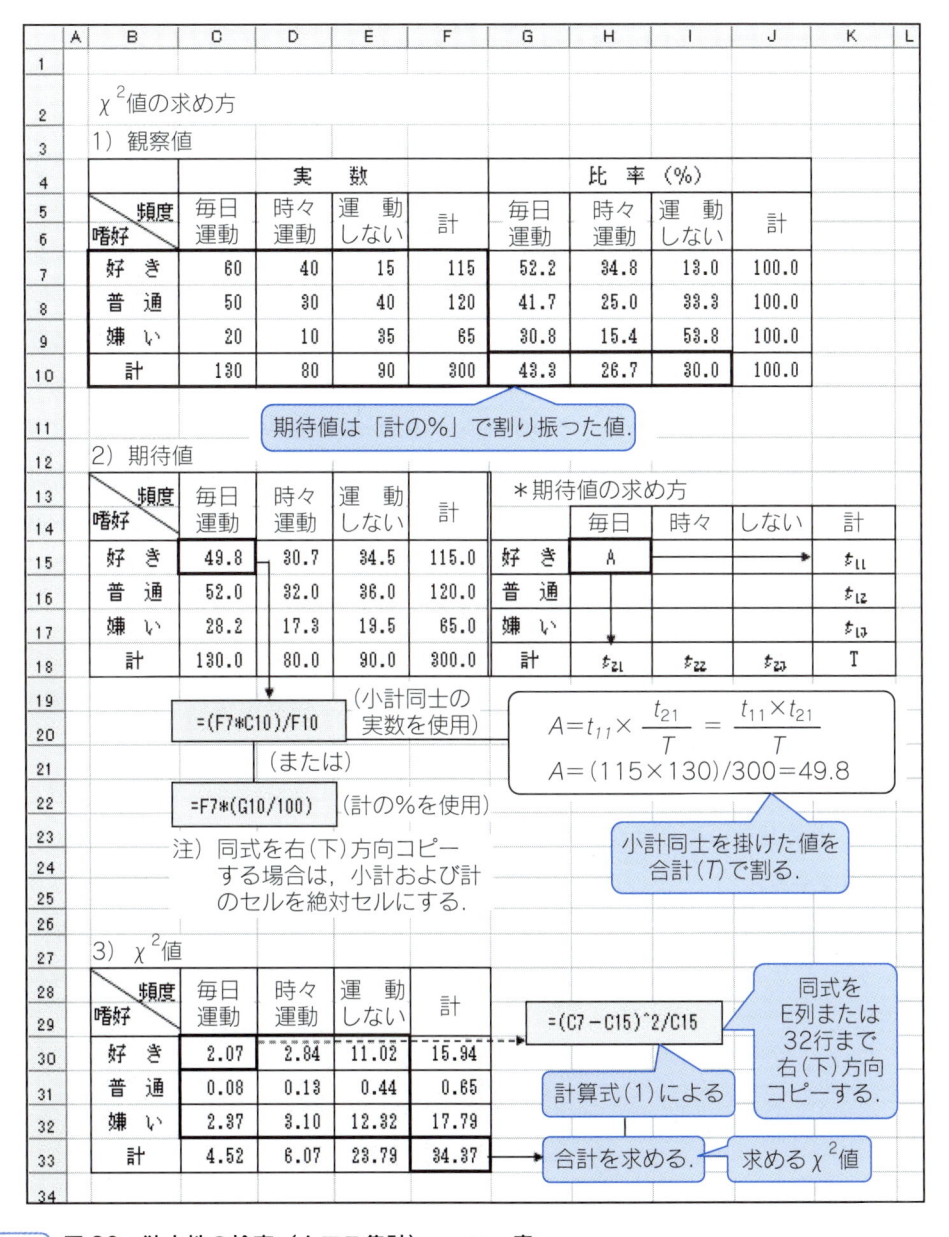

χ²値の求め方

1) 観察値

嗜好＼頻度	毎日運動	時々運動	運動しない	計	毎日運動(%)	時々運動(%)	運動しない(%)	計(%)
好き	60	40	15	115	52.2	34.8	13.0	100.0
普通	50	30	40	120	41.7	25.0	33.3	100.0
嫌い	20	10	35	65	30.8	15.4	53.8	100.0
計	130	80	90	300	43.3	26.7	30.0	100.0

期待値は「計の%」で割り振った値．

2) 期待値

嗜好＼頻度	毎日運動	時々運動	運動しない	計
好き	49.8	30.7	34.5	115.0
普通	52.0	32.0	36.0	120.0
嫌い	28.2	17.3	19.5	65.0
計	130.0	80.0	90.0	300.0

＊期待値の求め方

	毎日	時々	しない	計
好き	A	→	→	t_{11}
普通				t_{12}
嫌い	↓			t_{13}
計	t_{21}	t_{22}	t_{23}	T

`=(F7*C10)/F10` （小計同士の実数を使用）

（または）

`=F7*(G10/100)` （計の%を使用）

注) 同式を右(下)方向コピーする場合は，小計および計のセルを絶対セルにする．

$$A = t_{11} \times \frac{t_{21}}{T} = \frac{t_{11} \times t_{21}}{T}$$
$$A = (115 \times 130)/300 = 49.8$$

小計同士を掛けた値を合計(T)で割る．

3) χ²値

嗜好＼頻度	毎日運動	時々運動	運動しない	計
好き	2.07	2.84	11.02	15.94
普通	0.08	0.13	0.44	0.65
嫌い	2.37	3.10	12.32	17.79
計	4.52	6.07	23.79	34.37

`=(C7-C15)^2/C15`

同式をE列または32行まで右(下)方向コピーする．

計算式(1)による

合計を求める．　求めるχ²値

EXCEL 図30　独立性の検定（クロス集計）：$m \times n$ 表

そして，求めるχ^2値は，(EX)図30に示す通り，χ^2値の計算式(1)(p.104)によって求める．すると，「χ^2値＝34.374」となる．
③該当する統計表の所与値，つまり，χ^2分布表の所与値を読み取る(p.134，**付表1**)．自由度は$(3-1)\times(3-1)=4$となる．すると，

$$\text{統計表の所与値}＝9.488（危険率5\%），13.277（危険率1\%）$$

となる．
④統計量のχ^2値とχ^2分布表の所与値を比較すると，

$$34.374（\chi^2\text{値}）＞13.277（\chi^2\text{分布表の所与値}）$$

となる．つまり，χ^2値が統計表の所与値（危険率1％）より大きい．
⑤したがって，運動の嗜好とその頻度との間には「危険率1％で有意な関連がある」といえる．

次に，どこの割合に有意な関連をもたらしたポイントがあるかを考えてみよう．統計量χ^2値の総和は34.37であるが，そのχ^2値は運動が「好き」で15.94，「嫌い」で17.79である．しかも，それぞれのχ^2値は，双方とも「運動しない」で11.02，12.32と高い．それぞれのχ^2値が高いのは，「運動が好きで運動しない」での期待値は34.5だが，観察値は15と大きな差で少なく，一方また，「運動が嫌いで運動しない」での期待値は19.5だが，観察値は35と大きな差で多いからである．前者から，運動が好きなら運動しないというのは実態としては少ない（運動が好きなら毎日または時々運動するというのは実態としては多い）ということが考えられる．後者から，運動が嫌いなら運動しないというのは実態としては多いということが考えられる．これらのことは，運動を好きになることが運動を推進することを示唆するものといえる．

なお，エクセル統計でも，右ページの**One Point**⑮のように「χ^2値＝34.374」となり，「関連係数C＝0.239」となる．ここで，χ^2値は有意差があるので，関連係数Cも有意な関連があるといえる．

比率の検定もクロス集計によるχ^2検定を行えばよいが，比率は分母の大きさに影響を受けやすいので，比率比較の場合は検定を行うことを慣例とする（p.114，**One Point**⑯，p.115，**One Point**⑰を参照）．

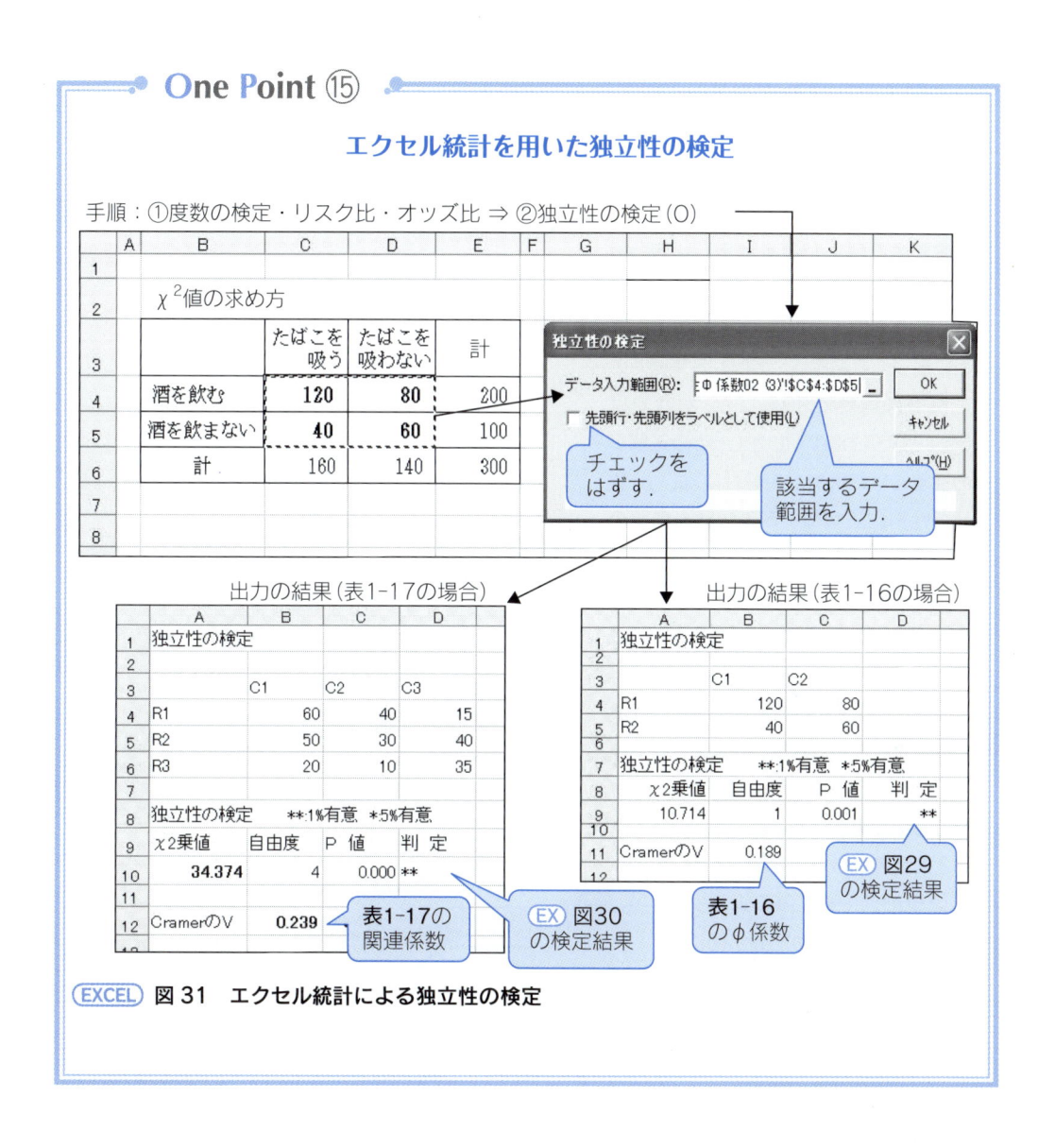

One Point ⑮

エクセル統計を用いた独立性の検定

手順：①度数の検定・リスク比・オッズ比 ⇒ ②独立性の検定(O)

χ²値の求め方

	たばこを吸う	たばこを吸わない	計
酒を飲む	120	80	200
酒を飲まない	40	60	100
計	160	140	300

独立性の検定
- データ入力範囲(R): =Φ係数02 (3)'!$C$4:$D$5
- □ 先頭行・先頭列をラベルとして使用(L) ← チェックをはずす．
- 該当するデータ範囲を入力．

出力の結果（表1-17の場合）

	A	B	C	D
1	独立性の検定			
2				
3		C1	C2	C3
4	R1	60	40	15
5	R2	50	30	40
6	R3	20	10	35
7				
8	独立性の検定	**:1%有意	*5%有意	
9	χ2乗値	自由度	P値	判定
10	34.374	4	0.000	**
11				
12	CramerのV	0.239		

- 表1-17の関連係数
- (EX) 図30の検定結果

出力の結果（表1-16の場合）

	A	B	C	D
1	独立性の検定			
2				
3		C1	C2	
4	R1	120	80	
5	R2	40	60	
6				
7	独立性の検定	**:1%有意	*5%有意	
8	χ2乗値	自由度	P値	判定
9	10.714	1	0.001	**
10				
11	CramerのV	0.189		

- 表1-16のφ係数
- (EX) 図29の検定結果

(EXCEL) 図31　エクセル統計による独立性の検定

One Point ⑯

比率と有意性

図4-3は，A・Bの2集団におけるある質問の正解率（%）を性別に比較・図示したものである．これをみると，A集団よりB集団において，性差が大きいことに気づくであろう．つまり，B集団での正解率は男性で30%だが，女性では60%と2倍も高い．しかし，この正解率の性差には統計的な有意性はない（B集団の性別に正解数・不正解数を前記の「2×2表」にしてχ^2検定を行う）．

一方，A集団においては，男性の正解率は45%だが，女性は57%と，その性差はB集団よりかなり小さい．しかし，その小さい性差には統計的な有意差がみられる（検定はB集団と同様に行う）．

どうしてそういうことが起こりうるのか考えよう（**図4-4**）．

2集団の人数をみると，A集団は500人（男性200人，女性300人）と多いが，B集団はわずかに30人（男性10人，女性20人）に過ぎない．つまり，B集団では，女性の正解率が男性のそれより2倍も高率だといっても，集団の人数が10人および20人と少ないので，1人2人の増減でその割合は大きく変動する．たとえば，B集団において，正解者が男性で3人（30%）から1人増で4人になると，正解率は40%となる．

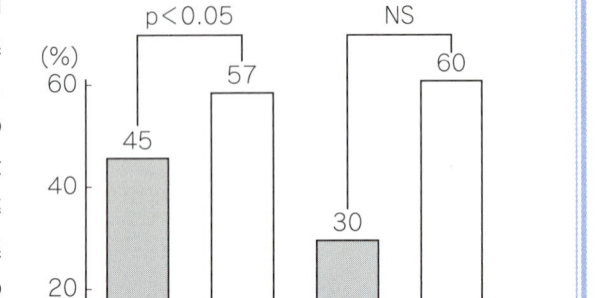

$p<0.05$（有意差あり）　NS：有意差なし

図4-3　集団の性別正解率

正解率の性差の小さいA集団では有意差があるが，性差の大きいB集団では有意差がない ⇒ なぜ？

集団の人数（分母）が小さいと正解者（分子）が1・2人の増減で正解率（%）が大きく変動する．

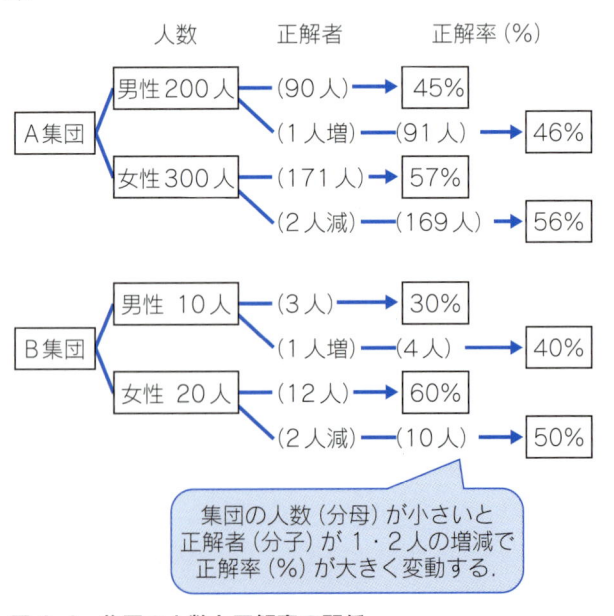

図4-4　集団の人数と正解率の関係

一方，正解者が女性で12人（60%）から2人減となれば，正解率は50%となる．つまり，1～2人の増減で性差は30%から10%へわずかなものになる．

したがって，比率（%）を比較する場合，それぞれの集団の人数を明記しておく必要がある．

One Point ⑰ 交絡要因と有意性

運転免許所持者・男女それぞれ700人を選んで、その交通事故の発生状況を調査・比較したとする．

図4-5は、性別に交通事故発生率を比較・図示したものである．すると、交通事故発生率（％）は、男性が42.9％、女性が28.6％となる．男性が女性より有意に高いといえる．

しかし、この交通事故発生率の性差は、真に性の違いによる差だといえるだろうか．

一般に、
男性 → いつも運転する人が多い集団
女性 → たまに運転する人が多い集団
という可能性がある．

そこで、「いつも運転する群」と「たまに運転する群」に区分して、それぞれ男女の交通事故発生率をみると、双方の群とも性差に統計的な有意差はなくなる．したがって、交通事故発生率の性差は真の性差ではなく、性差だと見せかけているのは運転頻度が介在していることがわかる．

性別と交通事故発生率に交わっている運転頻度のような要因を交絡要因という．交絡要因をまとめると、**図4-6**の通りになる．事象間の因果関係の解明には、交絡要因の関わりがないかどうか、常に注意をはらうべきである．

	総数		いつも運転する群		たまに運転する群	
	男性	女性	男性	女性	男性	女性
対象者数	700	700	500	200	200	500
交通事故者数	300	200	250	95	50	105
発生率（％）	42.9	28.6	50.0	47.5	25.0	21.0
	($P<0.01$)		(NS)		(NS)	

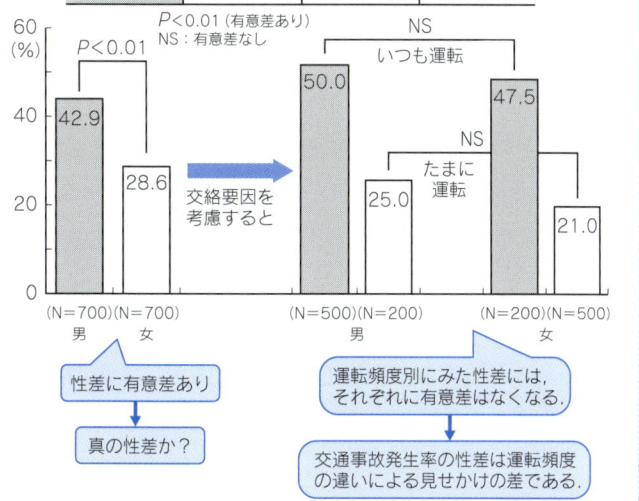

図4-5 性別の交通事故発生率

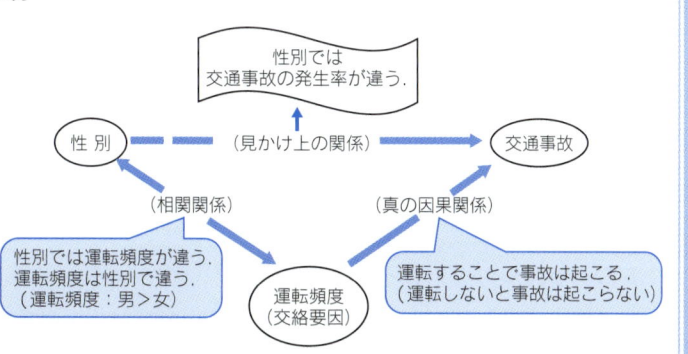

図4-6 交絡要因

4-3　平均値に関する検定

　平均値に関する検定は，比較・検定する平均値の組み合わせ方，標本数，検定法（t 検定か z 検定か）などによって，いろいろな方法に区分される．ここでは，以下の2つの方法を例示する．
　　①「標本平均」と「母平均」との差の検定
　　②「2標本の平均値」の差の検定
　なお，「3標本以上の平均値」の差の検定については，**分散分析法**が用いられ，それには一元配置分散分析法，二元配置分散分析法などがある．3標本以上の平均値に有意差があることが分かれば，どの平均値の間に有意差があるかを調べる必要がある．これが**多重比較検定**である．その方法は多様であり，しかも，その内容は専門的になるので，専門の解説書を参照されたい（エクセル統計では，Schefee法，Bonferroni法，Tukey法，LSD法が使える）．

（1）標本平均と母平均の差の検定：t 検定

　標本平均と母平均の差の検定には，t 分布表による **t 検定**と，z 分布表（標準正規分布表）による **z 検定**がある．t 検定は母標準偏差が不明のとき，z 検定は母標準偏差が既知のときに使用する．

① t 分布表による t 検定

　t 検定では，統計量 T 値を用いる．T 値は，次の式で求める．

T 値の計算式（1）

$$T 値 = \frac{|標本平均 - 母平均|\sqrt{標本数}}{標本標準偏差}$$

　また，自由度は **N－1**（N は人数）である．

> **例4-5　t 検定**
> 　ある女子大学の学生のうち50人を任意に選び，身長・体重を測定し BMI を算出した．その平均値は19.5，標準偏差が2.8であった．国民健康・栄養調査の結果，20～29歳の女性の BMI は，平均値が20.4，標準偏差が3.0である．このことから，この学生集団の BMI の平均値は全国の20歳代女子の平均値と差があるといえるか．

考え方　同例題の女子大生集団の BMI の平均値が高いか低いかを判定するには，何らかの集団の平均値と比較する必要がある．ここでは，女子大生集団を標本集団，国民健康・栄養調査の結果を母集団とし，その標本平均と母平均を比較・検定する．
　この例題では母標準偏差が既知であるが，t 検定を行う．

[解答] ①統計量 T 値を求めると，(EX) 図32に示したように，「T 値＝2.273」が算出される．

	A	B	C	D	E	F	G
1		標本集団	基準値				
2		(女子大生)	(全国値)				
3	人数	50	―				
4	平均値	19.5	20.4	T 値 =	2.273		
5	SD	2.8	3.0				
6					=(ABS(B4-C4)*SQRT(B3))/B5		

$$T\text{値} = \frac{|19.5-20.4|\sqrt{50}}{2.8} = 2.273$$

(EXCEL) 図32　標本平均と母平均の差の検定：t 検定

②該当する統計表の所与値を読み取る．統計量が T 値だから t 分布表の所与値を読み取る．自由度は $50-1=49$ となる．

t 分布表(p.135, 付表2)は，表側に自由度 ϕ，表頭に危険率 P の数字列で示され，双方の数値のクロス点の値を読みとる．その所与値は，一般的に $t(\phi, P)$ で表示され，危険率5％だとすれば，$t(49, 0.05)$ で表示される．

だが，t 分布表は，自由度が1～30までは連番，30以降は40, 60, 120, ∞として表示される．自由度49は40と60の間にある．したがって，

$$t(40, 0.05) = 2.021 > t(49, 0.05) > t(60, 0.05) = 2.000$$

という大小関係が読み取れる．

③統計量 T 値と t 分布表の所与値を比較すると，

統計量 T 値 $= 2.273 > t(40, 0.05) = 2.021 > t(49, 0.05)$

となる．つまり，

$2.273(T\text{値}) > t(49, 0.05)$ (統計表の所与値)

となり，危険率5％で有意差がある．したがって，女子大生集団のBMIの平均値19.5は全国値20.4に比べて，危険率5％で有意に低いといえる．

なお，危険率1％では，

$t(49, 0.01) > t(60, 0.01) = 2.660 > 2.273(T\text{値})$

となり，「$t(49, 0.01) > 2.273(T\text{値})$」となる．したがって，危険率1％では有意差はなくなる（ただし，危険率5％では有意差があるので有意差ありと判断する）．

なお，p.121，One Point⑱のようにエクセル統計による検定でも $T = 2.273$ となる．

② 標準正規分布表による z 検定

母標準偏差が既知のとき，次式によって Z 値を求めて，標準正規分布表(p.136，**付表3**)による z 検定を行う．

┤ Z 値の計算式 ├
$$Z値 = \frac{|標本平均 - 母平均|}{母標準偏差} \sqrt{標本数}$$
注）母標準偏差が不明のときは，標本標準偏差で代用する．

この Z 値が「Z 値 > 1.96」(危険率 5%)，「Z 値 > 2.58」(危険率 1%)の場合，有意差ありと判定する．

例4-5では，母標準偏差が既知であり，上式で Z 値を求めることもできる．すると

$$Z値 = \frac{(20.4 - 19.5) \times \sqrt{50}}{3.0} = 2.121$$

となる．「$2.121(Z値) > 1.96(危険率5\%)$」であるので，危険率 5% で有意差がある．ただし，「$2.121(Z値) < 2.58(危険率1\%)$」なので，危険率 1% では有意差がない．

(2) 対応のない2標本の平均値の差の検定

2標本の平均値の差の検定には，対応のある2標本の場合と，対応のない2標本の場合がある．前者は後述するとして(p.125〜129を参照)，ここでは後者の場合について説明する．

対応のない2標本とは，独立の2標本ともいわれ，男性群・女性群，患者群・対照群というように，まったく別々の標本のことである．対応のない2標本の平均値の差を検定するには，まず，2標本の分散(標準偏差の2乗)が等しいかどうか，つまり，2標本の分布の広がり具合(散布度)が同じかどうかを検定する必要がある．これを**等分散の検定**といい，F 分布表を用いて F 検定を行うことになる．

① 等分散の検定：F 検定

等分散の検定(F 検定)の手順は次の通りである．

① 統計量 F 値を次の式で求める．

┤ F 値の計算式 ├
$$F値 = \frac{S_x^2}{S_y^2} \quad (S_x, S_y：標本 x, y の標準偏差)$$

標準偏差の 2 乗は分散だから，F 値は 2 標本の**分散比**である．

② この F 値を，F 分布表(p.137〜138，**付表4**)の所与値と比較する．F 分布表の所与値は，自由度 ϕ_1 (x の標本数 - 1)，自由度 ϕ_2 (y の標本数 - 1)，危険率 P により決まり，$F(\phi_1, \phi_2, P)$ と表示する．

③ 統計量 F 値 $>$ 所与値 $F(\phi_1, \phi_2, P)$ となる場合，双方の分布の分散（標準偏差）には有意差がある．つまり，双方の分布の分散（標準偏差）は等しくないと判断する．

例4-6　等分散の検定（F検定）

男性高齢者60人，女性高齢者100人の血圧測定の結果，最高血圧をみると，男性の平均値156.4，標準偏差27.2，女性の平均値164.1，標準偏差27.1となった．男女の最高血圧の分散には差があるか，また，平均血圧値には男女差があるかを検定せよ．

[考え方] 最高血圧の平均値は，男性が156.4に対して，女性が164.1と高いので，つい女性が高くて問題だと言いたくなるであろう．しかし，たまたま女性が高いとなれば，女性が問題だというのは誤った情報となる．女性が高くて問題だと言うには検定が必要である．そのためにはまず，男性60人の集団を X，女性100人の集団を Y とし，標本 X，Y において等分散の検定を行う必要がある．

[解　答] ① 統計量 F 値を求める．

$$F 値 = \frac{27.2^2}{27.1^2} = 1.007 \quad (分散比)$$

② F 分布表の所与値 $F(59, 99, 0.05)$ を読み取る．ただし，$F(59, 99, 0.05)$ はないので，

$$F(60, 120, 0.05) = 1.43 < F(59, 99, 0.05)$$

という大小関係を読み取る．

③ 統計量 F 値と F 分布表の所与値を比較する．すると，②から

$$F 値 1.007 < F(59, 99, 0.05)$$

したがって，男女の平均血圧値の分散には有意差がない．つまり，分散が等しいといえる．

② 分散が等しい場合：t検定

例4-6で分散が等しいことが確認されたので，分散が等しい場合の「対応のない2標本の平均値」の差の検定を行う．ここでは，T 値を求めて t 検定を行う．その手順は以下の通りである．

① 統計量 T 値を次の式で求める．

┤T値の計算式（2）├

$$T 値 = \frac{|\bar{x} - \bar{y}|}{\sqrt{\frac{(N_x - 1) S_x{}^2 + (N_y - 1) S_y{}^2}{(N_x + N_y - 2)} \left(\frac{1}{N_x} + \frac{1}{N_y}\right)}}$$

注）$\bar{x}, \bar{y}$：平均値，N_x, N_y：標本数，S_x, S_y：標準偏差

② (EX) 図33に示した通り，「T 値 $= 1.738$」となる．

③ t 分布表の所与値を読み取る（p.135，**付表2**）．

自由度は「**x の標本数＋y の標本数－2**」で求める．ここでは自由度は $60 + 100 - 2 = 158$ となるので，t 分布表の $T(158, 0.05)$ 値を読み取る．しかし，自由度158はないので，前後の自由度の所与値より，

第4章 検定・比較の方法

	A	B	C	D	E	F	G	H	I	J	K
1	[最高血圧の平均値：男女差]										
2		男性(X)		女性(Y)			※等分散の検定(F検定)				
3	人数	60	(N_x)	100	(N_y)	$F=$	1.007	←	=B5^2/D5^2		
4	平均値	156.4	($\bar{x}$)	164.1	($\bar{y}$)						
5	標準偏差	27.2	(S_x)	27.1	(S_y)						
6											
7	※等分散の平均値の差の検定：t 検定					$T=$	1.738	(T値の計算式(2)による)			
8											
9				=ABS(B4-D4) /SQRT((((B3-1)*B5^2+(D3-1)*D5^2)/(B3+D3-2))*(1/B3+1/D3))							
10							注）内側の（ ）からそれぞれ対応する				

$$T = \frac{|156.4-164.1|}{\sqrt{\dfrac{(60-1)27.2^2+(100-1)27.1^2}{(60+100-2)}\left(\dfrac{1}{60}+\dfrac{1}{100}\right)}} = 1.738$$

EXCEL　図33　対応のない2標本の平均値の差の検定（等分散のF検定，分散が等しい場合のt検定）

$$T(\infty, 0.05) = 1.960 < T(158, 0.05) < T(120, 0.05) = 1.980$$

という大小関係を読み取る．

④ 統計量 T 値と t 分布表の所与値を比較する．

$$T 値 = 1.738 < T(\infty, 0.05) = 1.960 < T(158, 0.05)$$

　よって，2つの平均値には(5%の危険率でも)有意差がない．つまり，最高血圧の平均値は，男性が156.4に対して，女性が164.1と高いが，有意差がなく，女性がたまたま高いということで問題だとはいえない．

　なお，分散が等しくない場合は，p.122，**One Point**⑲のようにt検定（**ウェルチ法**）を行う．

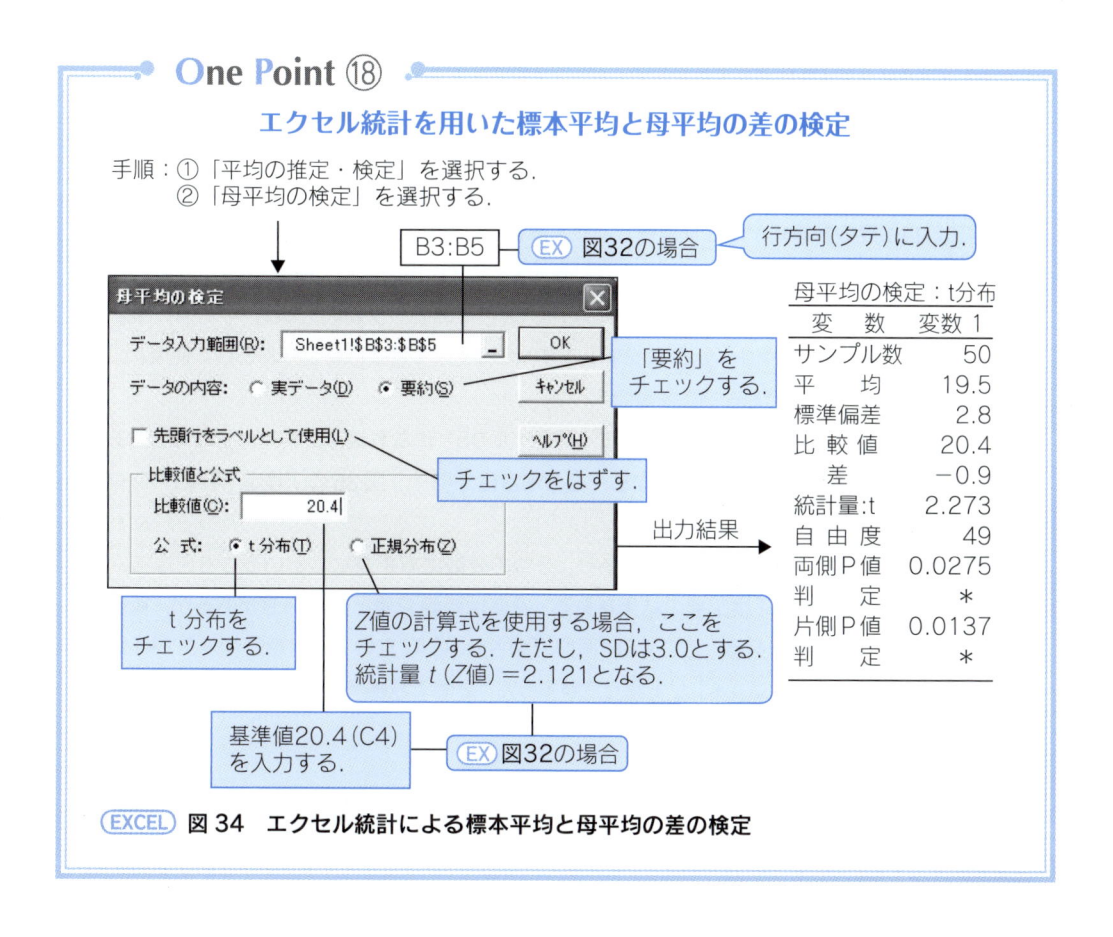

One Point ⑱

エクセル統計を用いた標本平均と母平均の差の検定

手順：① 「平均の推定・検定」を選択する.
　　　② 「母平均の検定」を選択する.

B3:B5　EX 図32の場合　行方向（タテ）に入力.

母平均の検定 ダイアログ:
- データ入力範囲(R): Sheet1!$B$3:$B$5
- データの内容: ○ 実データ(D)　● 要約(S)
- □ 先頭行をラベルとして使用(L)
- 比較値と公式
  - 比較値(C): 20.4
  - 公式: ● t分布(T)　○ 正規分布(Z)
- OK / キャンセル / ヘルプ(H)

「要約」をチェックする.
チェックをはずす.
t分布をチェックする.
基準値20.4（C4）を入力する.　EX 図32の場合
Z値の計算式を使用する場合，ここをチェックする．ただし，SDは3.0とする．統計量 t（Z値）＝2.121となる．

出力結果

母平均の検定：t分布

変　数	変数1
サンプル数	50
平　　均	19.5
標準偏差	2.8
比 較 値	20.4
差	−0.9
統計量:t	2.273
自 由 度	49
両側P値	0.0275
判　　定	＊
片側P値	0.0137
判　　定	＊

EXCEL 図34　エクセル統計による標本平均と母平均の差の検定

One Point ⑲

分散が等しくない場合：ウェルチ (Welch) 法

　対応のない2標本において分散が等しくない場合は，**ウェルチ (Welch) 法**という t 検定を行う．この方法は自由度の計算式がかなり複雑であり，本書では省略するが，エクセル統計では簡単に表示・検定できるので紹介する．エクセル統計を起動し，「平均の推定・検定」から「対応のない2群の差の検定」を選択する．(EX) 図35 の通り，XとYのデータ範囲（人数，平均値，SD）を入力し，データの内容「要約」，公式「t 分布」をチェックし，「先頭行をラベルとして使用」のチェックをはずす．

　表示された結果の「等分散性の検定」欄で「P 値＜0.05」になれば，2つの分散に有意差ありで，「分散が等しくない」ということになる．この場合は，(EX) 図35 の T 検定 (Welchの方法) 欄の結果を見ればよい．

　例4-6においては，「P 値＝0.959」であり，2つの分散に有意差なしということになる．この場合は，(EX) 図35 のT検定欄の結果を見る．P 値は両側 P 値と片側 P 値があるが，両側 P 値を採用するのが一般的である．ここでは「両側 P 値＝0.084」なので，有意差マーク（＊）が付いていない．有意差マークは「＊」が1個で危険率5％，2個で危険率1％で有意差があることを示す．

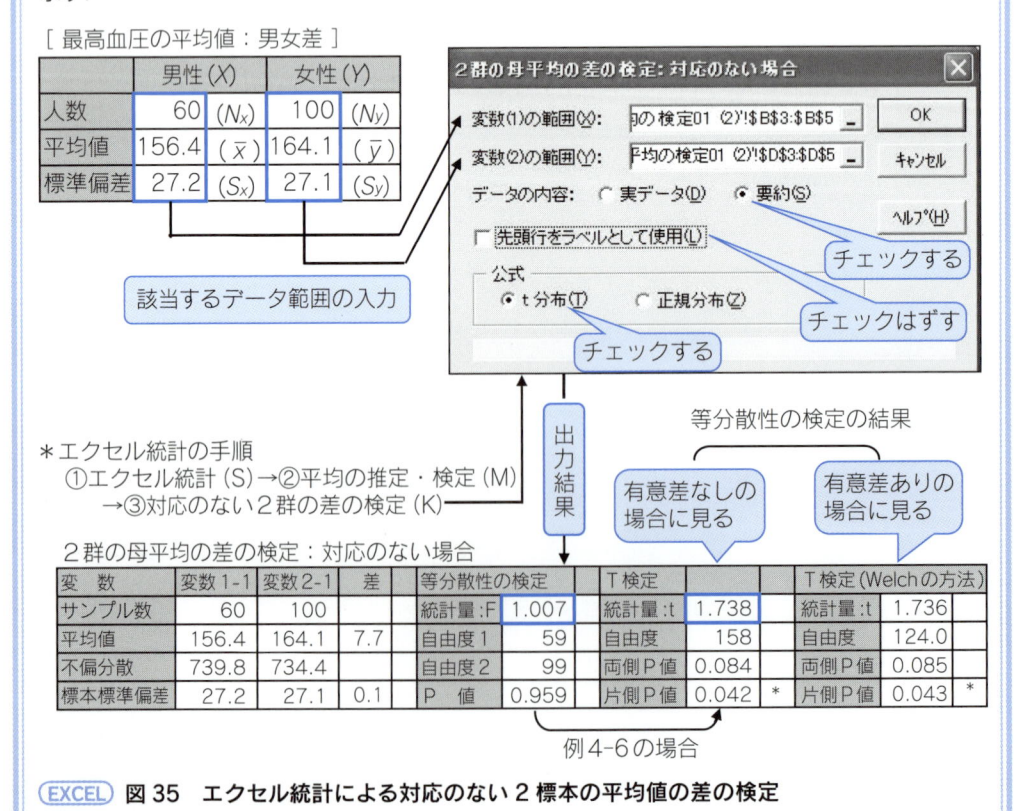

[最高血圧の平均値：男女差]

	男性 (X)		女性 (Y)	
人数	60	(N_x)	100	(N_y)
平均値	156.4	($\bar{x}$)	164.1	($\bar{y}$)
標準偏差	27.2	(S_x)	27.1	(S_y)

＊エクセル統計の手順
　①エクセル統計 (S) → ②平均の推定・検定 (M)
　→ ③対応のない2群の差の検定 (K)

2群の母平均の差の検定：対応のない場合

変　数	変数 1-1	変数 2-1	差	等分散性の検定		T 検定		T 検定 (Welchの方法)	
サンプル数	60	100		統計量:F	1.007	統計量:t	1.738	統計量:t	1.736
平均値	156.4	164.1	7.7	自由度 1	59	自由度	158	自由度	124.0
不偏分散	739.8	734.4		自由度 2	99	両側 P 値	0.084	両側 P 値	0.085
標本標準偏差	27.2	27.1	0.1	P　値	0.959	片側 P 値	0.042 ＊	片側 P 値	0.043 ＊

例4-6の場合

(EXCEL) 図35　エクセル統計による対応のない2標本の平均値の差の検定

4-4 相関係数に関する検定（t検定）

相関係数は，ピアソンの相関係数の式およびエクセルのCORREL関数で求めることを前記した(p.38～40を参照)．相関係数に関する検定 (t 検定) は，t 分布表を活用して，あらかじめ計算された相関係数 γ (ガンマ) を用いて，その相関係数がゼロ (無相関) であるかどうかを判定する．T 値を求めて t 検定を行う．自由度は $n-2$ (n：標本数) である．

① T 値は次の式で求める．

T値の計算式 (3)

$$T値 = \frac{\gamma \sqrt{n-2}}{\sqrt{1-\gamma^2}}$$

（γ：相関係数，n：標本数）

② この T 値を t 分布表 (p.135，付表2) の所与値と比較する．

例4-7　相関係数に関する t 検定

10人のグループにおいて，身長と体重の相関係数が0.750の場合，T 値を求めその有意性を検定せよ．

【解答】

$$T値 = \frac{0.750 \times \sqrt{10-2}}{\sqrt{1-0.750^2}} = 3.207$$

となる．自由度は $10-2=8$ である．

自由度8の t 分布表の所与値は，

$t\,(8,\,0.05) = 2.306$ (危険率5％)，$t\,(8,\,0.01) = 3.355$ (危険率1％)

である．よって，

$T値 = 3.207 > t\,(8,\,0.05) = 2.306$

となる．したがって，身長と体重の相関係数0.750は，危険率5％で有意な相関があるといえる (ただし，1％の危険率で有意な相関はない)．

なお，p.124，One Point⑳のように，エクセル統計を用いて，データベースから複数の相関係数を相関行列として算出できる．

One Point ⑳ エクセル統計を用いた相関行列

　エクセル統計の「共分散・相関・順位相関（R）」を施行し，データベースから該当するデータ範囲を入力し，「無相関の検定」にチェックをすれば，EX 図36のように，該当する複数の相関係数が「相関行列」として出力される．また，有意な相関のある相関係数には「＊」(危険率5%)，「＊＊」(危険率1%)が，相関行列に対応して一括表示される．

　ただし，相関係数は量的データ間での相関をみる係数であるので，質的データの場合は，ダミー変数に変換しておく．ダミー変数とは「0」と「1」のみで表示する変数のことであり，変換には「置換」を用いる．ダミー変数にすれば量的データとして扱うことができる．

　たとえば，性別では「男：1」「女：2」を「男：1」「女：0」とする．肥満度では「やせ：1」「普通：2」「肥満：3」を「やせ：00」「普通：01」「肥満：10」とする．

手順：① データベース（量的データ）を用意する
②「エクセル統計」を起動する　③「共分散・相関・順位相関」をクリックする
④入力・チェックする
　データ範囲（B1:G181）
　チェックする．
　無相関の検定にチェックを．
⑤出力の形式
　上段：相関係数
　下段：検定結果

EXCEL 図36　エクセル統計による相関行列（相関係数・検定結果）

4-5　対応のある2標本に関する検定：効果判定

対応のある2標本とは，別々の集団ではなく，何らかの指導や教育などを行った場合の前後の同一集団に対する言い方である．したがって，対応のある2標本という場合は，指導や教育などの前後のデータを比較・検定するということで効果判定の方法として活用できる．

(1) 2つの平均値の差の検定：t 検定

この検定は，小集団の標本 n ($n<100$) から得られた2つの対応のあるデータとその2つのデータの差をもとに，T 値を求めて t 検定を行う．T 値を求める式は次の通りである．

｜T 値の計算式 (4)｜

$$T 値 = \frac{|差の平均値|}{\sqrt{\frac{(差の標準偏差)^2}{標本数}}}$$

また，自由度は $n-1$（n：標本数）である．

例 4-8　効果判定（t 検定）

高度な肥満者（BMI ≧ 30）10人に対して，一定期間の運動指導を行い，指導前後における BMI を測定した．指導前後の BMI の値は**表 4-2** のようになった．このとき，肥満に対する運動指導の効果があったといえるか．

表 4-2　高度肥満（BMI ≧ 30）への運動指導前後の BMI 比較

No	前	後	差
1	31.2	29.6	1.6
2	32.8	29.1	3.7
3	33.1	31.5	1.6
4	30.9	29.1	1.8
5	34.7	30.9	3.8
6	33.0	31.2	1.8
7	36.3	32.7	3.6
8	35.1	32.3	2.8
9	30.6	24.1	6.5
10	36.4	34.5	1.9

標本数 = 10
「差」の平均値 = 2.91
「差」の標準偏差 = 1.55

考え方　まず，運動指導の前後の BMI 値の差を取る．その差をみれば，指導効果があったかが予測できる．その予測を前提に，指導効果の有意性を判定する．ここでは，指導前後の BMI 値の差の平均値と標準偏差を求める．それをもとに t 検定を行う．

解　答　① この例では，

　　　　差の平均値 = 2.91, 標準偏差 = 1.55

となる．

② 上式で T 値を求める（**EX** 図 37）．

$$T 値 = \frac{2.91}{\sqrt{\frac{1.55^2}{10}}} = 5.925$$

注）小数2ケタ値での計算では「T 値 = 5.939」となる．しかし，エクセル計算では表示していない小数3ケタ以下の数値を含めて計算されるから，「T 値 = 5.925」となる．

	A	B	C	D	E	F	G	H	I	J
1	[高度肥満（BMI≧30）への運動効果]									
2	No	前	後	差						
3	1	31.2	29.6	1.6	←	=B3-C3				
4	2	32.8	29.1	3.7						
5	3	33.1	31.5	1.6		運動指導前後のBMI値とその前後差を表示.				
6	4	30.9	29.1	1.8						
7	5	34.7	30.9	3.8						
8	6	33.0	31.2	1.8		（下方向コピー）				
9	7	36.3	32.7	3.6						
10	8	35.1	32.3	2.8						
11	9	30.6	24.1	6.5						
12	10	36.4	34.5	1.9						
13	平均値	33.41	30.50	2.91	←	=AVERAGE(D3:D12)				
14	SD	2.15	2.82	1.55	←	=STDEV(D3:D12)				
15			$T=$	5.925	←	=D13/SQRT(D14^2/10)				
16										
17			求めるT値			T値の計算式(4)による.				

EXCEL 図37　対応のある2標本の平均値の差の検定

③ t分布表の所与値を読みとる（p.135, **付表2**）．標本数10なので，自由度は10 − 1 = 9 となる．したがって，t分布の所与値は，

$$t(9, 0.05) = 2.262, \quad t(9, 0.01) = 3.250$$

となる．

④ 統計量 T値と統計表の所与値を比較すると，

$$5.925（T値）> t(9, 0.01) = 3.250$$

となる．危険率1%で2つの平均値には有意差がある．

したがって，運動指導前後のBMI値には有意差がある．つまり，BMI値は運動指導前より後において全員が低下しているので，運動指導の効果があったと判断できる．

なお，エクセル統計を用いた**例4-8**の検定は，右ページの **One Point**㉑に示したようになる．

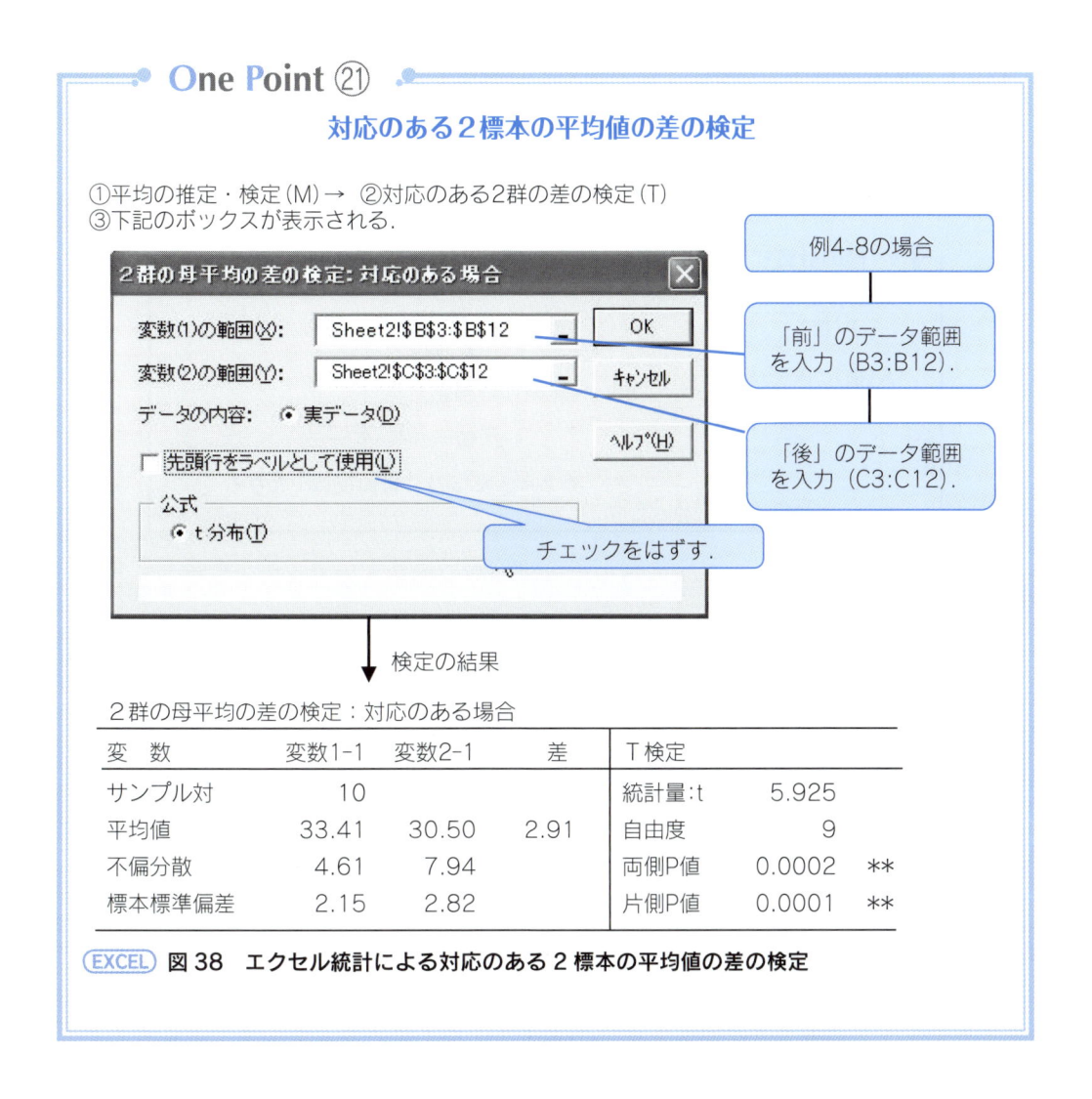

4-5 対応のある2標本に関する検定：効果判定　　127

One Point ㉑

対応のある2標本の平均値の差の検定

①平均の推定・検定(M) → ②対応のある2群の差の検定(T)
③下記のボックスが表示される.

2群の母平均の差の検定：対応のある場合

- 変数(1)の範囲(X)： Sheet2!$B$3:$B$12
- 変数(2)の範囲(Y)： Sheet2!$C$3:$C$12
- データの内容： ● 実データ(D)
- □ 先頭行をラベルとして使用(L)
- 公式： ● t分布(T)

例4-8の場合
→「前」のデータ範囲を入力（B3:B12）.
→「後」のデータ範囲を入力（C3:C12）.

チェックをはずす.

↓ 検定の結果

2群の母平均の差の検定：対応のある場合

変　数	変数1-1	変数2-1	差	T検定		
サンプル対	10			統計量:t	5.925	
平均値	33.41	30.50	2.91	自由度	9	
不偏分散	4.61	7.94		両側P値	0.0002	**
標本標準偏差	2.15	2.82		片側P値	0.0001	**

(EXCEL) 図38　エクセル統計による対応のある2標本の平均値の差の検定

(2) 2つの比率の差の検定：マクネマーの検定

マクネマーの検定は，同一集団に対して，同時期に実施した2つの項目の結果(A, B)の比率や，同じ項目を時期を変えて実施した結果(前, 後)の比率について，その差を検定する．

同検定は2×2表を作成し，次に示した計算式でχ^2値を求めてχ^2検定を行う．

χ^2値の計算式（3）（マクネマー検定）

［効果判定：マクネマー検定］

A(前) \ B(後)	+	−
+	a	b
−	c	d

$$\chi^2値 = \frac{(b-c)^2}{b+c}$$

《連続性の補正》

$$\chi^2値 = \frac{(|b-c|-1)^2}{b+c}$$

※2×2表なので自由度は1となる．

例4-9　マクネマー検定

ある保健所で食事療法の必要性を内容とする糖尿病教室を実施した．この教室への参加者35人に対して，この教室への参加前後において，食事療法の必要性についてアンケート調査を実施したところ，**表4-3**のような結果を得た．この結果から，糖尿病教室の効果があったといえるか．ただし，食事療法の必要ありという回答が増えれば効果があったと判断する．

表4-3　糖尿病教室の教育効果

A(前) \ B(後)	必要	不要	計
必要	19	2	21
不要	10	4	14
計	29	6	35

[解答] ① 統計量χ^2値を求める．

ここでは，連続性の補正式を用いる．

$$\chi^2値 = \frac{(|2-10|-1)^2}{2+10} = 4.083$$

② χ^2分布表の所与値を読みとる．自由度＝1で，所与値は3.841（危険率5％），6.635（危険率1％）

③ よって，

$$4.083（\chi^2値） > 3.841（\chi^2分布表の所与値）$$

となる．

したがって，危険率5％で有意差がある（ただし，危険率1％では有意差がない）．その結果は，**EX** 図39に示した通りである．

食事療法の必要ありは，糖尿病教室前は35人中21人であったのが，後では35人中29人へ増えているが，統計的にも糖尿病教室の効果があったといえる．

EXCEL 図39　対応のある2標本の比率の差の検定（マクネマーの検定）

連続性の補正式を使わない場合でも，

$$\chi^2 \text{値} = \frac{(2-10)^2}{2+10} = 5.333$$

となり，危険率5％で有意差がある．教育効果などを判定する場合は，ある程度限定された人数で実施することが多いものである．人数が少ない場合は連続性の補正式を用いるようにする．連続性の補正式を用いた方がより厳しい判定を行うことになる．

なお，エクセル統計のマクネマー検定でも，下の **One Point ㉒** に示したように，連続性の補正式を用いた値が表示される．

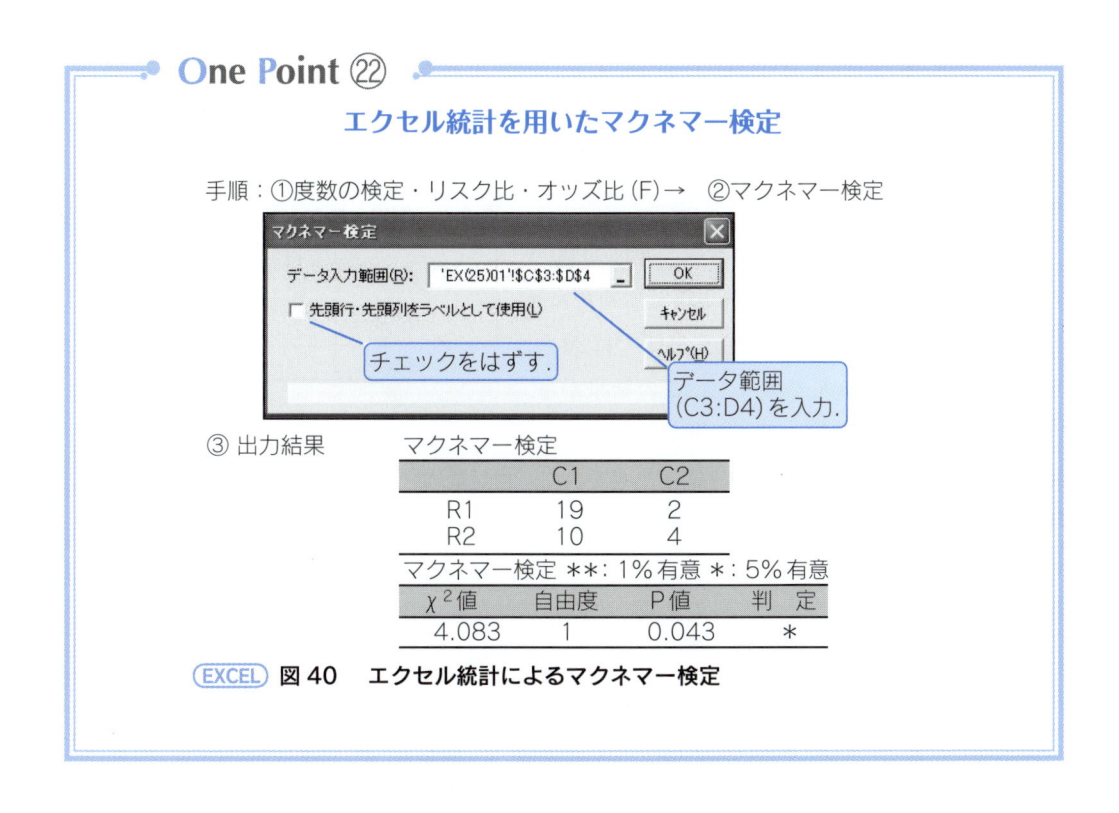

One Point ㉒

エクセル統計を用いたマクネマー検定

手順：①度数の検定・リスク比・オッズ比 (F) → ②マクネマー検定

③出力結果　マクネマー検定

	C1	C2
R1	19	2
R2	10	4

マクネマー検定　＊＊：1％有意　＊：5％有意

χ^2値	自由度	P値	判定
4.083	1	0.043	＊

EXCEL 図40　エクセル統計によるマクネマー検定

4-6 危険因子の比較・推定

(1) 相対危険(リスク比)

疾病や死亡などの発生にかかわる因子(要因)を**危険因子**という．ある要因が危険因子であるかを決定するには，**追跡調査**(現時点から将来に向けての調査)によって，同要因の有無による疾病や死亡などの発生率を比較することがある．

相対危険とは，同要因を持つ場合は，持たない場合と比べて何倍の危険があるかを示すものである．**リスク比**ともいう．

相対危険(リスク比)を求めるには，**表4-4**の通り，要因の有無と疾病などの発生の有無による2×2表を作成する．要因なし群の発生率に対する要因あり群の発生率の比が，求める相対危険(リスク比)である．

表4-4 相対危険(リスク比)の計算式

※追跡調査(現在から将来へ)
喫煙はがんの危険因子か

		がん死亡 あり	がん死亡 なし	計
喫煙	あり	a	b	a+b
	なし	c	d	c+d
計		a+c	b+d	T

①調査開始時の要因の有無
②将来の結果としての死亡の有無

※相対危険(リスク比)の計算式

$$相対危険 = \frac{\frac{a}{a+b}}{\frac{c}{c+d}}$$

例4-10 相対危険(リスク比)

表4-5に示したように，煙草を吸う集団1,000人と吸わない集団2,000人を5年間追跡し，肺がん死亡者数を比較すると，煙草を吸う集団では20人，吸わない集団では10人であった．この結果から，喫煙が肺がん死亡の危険因子だと考えられるか．

表4-5 喫煙と肺がん死亡者数

		肺がん死亡 あり	肺がん死亡 なし	計
喫煙	あり	20	980	1000
	なし	10	1990	2000
計		30	2970	3000

考え方 現時点から5年間の追跡調査であるので，相対危険(リスク比)を算出すればよい．

解答 双方の集団における肺がん死亡率を算出すると，

煙草を吸う集団の死亡率 $\quad \dfrac{a}{(a+b)} = \dfrac{20}{1000}$

煙草を吸わない集団の死亡率 $\quad \dfrac{c}{(c+d)} = \dfrac{10}{2000}$

その比を求めると，

$$\text{相対危険(リスク比)} = \frac{\dfrac{a}{a+b}}{\dfrac{c}{c+d}} = \frac{\dfrac{20}{1000}}{\dfrac{10}{2000}} = 4$$

したがって，煙草を吸っている集団は吸わない集団に比べて，4倍も肺がんになりやすいといえる．

（2）オッズ比

相対危険（リスク比）を明らかにするには，長期的な調査期間を経ることが必要となる．そこで，現在から過去にさかのぼって，疾病や死亡などの結果からその要因を調べることがある．

このような場合は，**オッズ比**（OR：odds ratio）を求める．このオッズ比は，相対危険の近似値として使われ，関連性をみる指標としてよく使われる指標である．たとえば，疾病になった患者群とその比較としての対照群を設定する場合（**患者対照研究**）などで用いる．患者対照研究においては，表4-6の通り，患者群・対照群（現在の結果）別に過去の要因の有無で2×2表を作成し，オッズ比 OR が計算できる．

表4-6 オッズ比の計算式

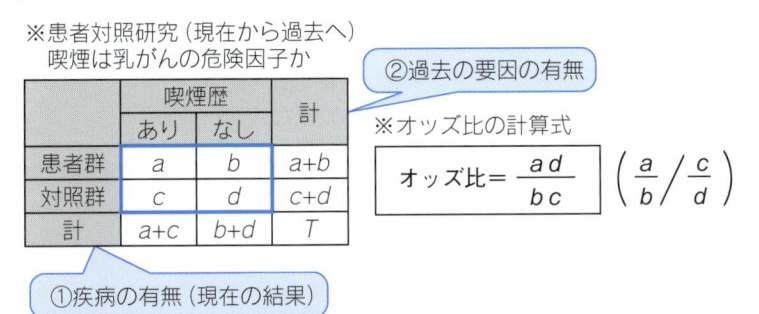

※患者対照研究（現在から過去へ）
喫煙は乳がんの危険因子か

②過去の要因の有無

	喫煙歴 あり	喫煙歴 なし	計
患者群	a	b	$a+b$
対照群	c	d	$c+d$
計	$a+c$	$b+d$	T

①疾病の有無（現在の結果）

※オッズ比の計算式

$$\text{オッズ比} = \frac{ad}{bc} \quad \left(\frac{a}{b} \bigg/ \frac{c}{d}\right)$$

例4-11 オッズ比

女性の喫煙と乳がんに関する患者対照研究で，乳がん患者群100人，乳がんにならなかった対照群100人を選定し，それぞれの喫煙歴を調べた結果，表4-7の通りになった．この結果から，喫煙が乳がん発生の危険因子だと考えられるか．

表4-7 乳がんと喫煙歴

	喫煙歴 あり	喫煙歴 なし	計
患者群	70	30	100
対照群	48	52	100
計	118	82	200

[考え方] 現在の結果から過去の要因の有無を調べる患者対照研究なので，オッズ比を算出すればよい．

[解答] 表4-6の式にしたがって，オッズ比を求めると，

$$\text{オッズ比 } OR = \frac{70 \times 52}{30 \times 48} = 2.53$$

したがって，喫煙歴のある女性は喫煙歴のない女性に比べて，乳がんにかかる危険が2.53倍

高いことが見込まれる．

　なお，この例は2×2表であるが，追跡調査ではないので，相対危険(リスク比)を求めてはいけない．もし，算出してみると1.46となり，1.46倍高いと言ってしまうことになる．

付　表

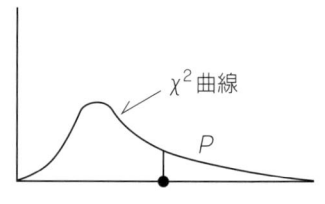

付表1 χ²分布表（φ：自由度）

φ＼P	α = .995	α = .99	α = .975	α = .95	α = .05	α = .025	α = .01	α = .005
1	.0000393	.000157	.000982	.00393	3.841	5.024	6.635	7.879
2	.0100	.0201	.0506	.103	5.991	7.378	9.210	10.597
3	.0717	.115	.216	.352	7.815	9.348	11.345	12.838
4	.207	.297	.484	.711	9.488	11.143	13.277	14.860
5	.412	.554	.831	1.145	11.070	12.832	15.086	16.750
6	.676	.872	1.237	1.635	12.592	14.449	16.812	18.548
7	.989	1.239	1.690	2.167	14.067	16.013	18.475	20.278
8	1.344	1.646	2.180	2.733	15.507	17.535	20.090	21.955
9	1.735	2.088	2.700	3.325	16.919	19.023	21.666	23.589
10	2.156	2.558	3.247	3.940	18.307	20.483	23.209	25.188
11	2.603	3.053	3.816	4.575	19.675	21.920	24.725	26.757
12	3.074	3.571	4.404	5.226	21.026	23.337	26.217	28.300
13	3.565	4.107	5.009	5.892	22.362	24.736	27.688	29.819
14	4.075	4.660	5.629	6.571	23.685	26.119	29.141	31.319
15	4.601	5.229	6.262	7.261	24.996	27.488	30.578	32.801
16	5.142	5.812	6.908	7.962	26.296	28.845	32.000	34.267
17	5.697	6.408	7.564	8.672	27.587	30.191	33.409	35.718
18	6.262	7.015	8.231	9.390	28.869	31.526	34.805	37.156
19	6.844	7.633	8.907	10.117	30.144	32.852	36.191	38.582
20	7.434	8.260	9.591	10.851	31.410	34.170	37.566	39.997
21	8.034	8.897	10.283	11.591	32.671	35.479	38.932	41.401
22	8.643	9.542	10.982	12.338	33.924	36.781	40.289	42.796
23	9.260	10.196	11.689	13.091	35.172	38.076	41.638	44.181
24	9.886	10.856	12.401	13.848	36.415	39.364	42.980	45.558
25	10.520	11.524	13.120	14.611	37.652	40.646	44.314	46.928
26	11.160	12.198	13.844	15.379	38.885	41.923	45.642	48.290
27	11.808	12.879	14.573	16.151	40.113	43.194	46.963	49.645
28	12.461	13.565	15.308	16.928	41.337	44.461	48.278	50.993
29	13.121	14.256	16.047	17.708	42.557	45.722	49.588	52.336
30	13.787	14.953	16.791	18.493	43.773	46.979	50.892	53.672

$\phi > 30$ のとき，$z = \sqrt{2x^2} - \sqrt{2\phi - 1}$ として
付表3「標準正規分布表」を用いる．

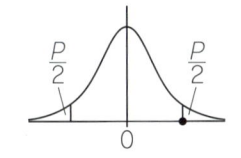

付表2 *t*分布表（φ：自由度）

P φ	.9	.8	.7	.6	.5	.4	.3	.2	.1	.05	.01	.001
1	.158	.325	.510	.727	1.000	1.376	1.963	3.078	6.314	12.706	63.657	636.619
2	.142	.289	.445	.617	.816	1.061	1.386	1.886	2.920	4.303	9.925	31.598
3	.137	.277	.424	.584	.765	.978	1.250	1.638	2.353	3.182	5.841	12.924
4	.134	.271	.414	.569	.741	.941	1.190	1.533	2.132	2.776	4.604	8.610
5	.132	.267	.408	.559	.727	.920	1.156	1.476	2.015	2.571	4.032	6.869
6	.131	.265	.404	.553	.718	.906	1.134	1.440	1.943	2.447	3.707	5.959
7	.130	.263	.402	.549	.711	.896	1.119	1.415	1.895	2.365	3.499	5.408
8	.130	.262	.399	.546	.706	.889	1.108	1.397	1.860	2.306	3.355	5.041
9	.129	.261	.398	.543	.703	.883	1.100	1.383	1.833	2.262	3.250	4.781
10	.129	.260	.397	.542	.700	.879	1.093	1.372	1.812	2.228	3.169	4.587
11	.129	.260	.396	.540	.697	.876	1.088	1.363	1.796	2.201	3.106	4.437
12	.128	.259	.395	.539	.695	.873	1.083	1.356	1.782	2.179	3.055	4.318
13	.128	.259	.394	.538	.694	.870	1.079	1.350	1.771	2.160	3.012	4.221
14	.128	.258	.393	.537	.692	.868	1.076	1.345	1.761	2.145	2.977	4.140
15	.128	.258	.393	.536	.691	.866	1.074	1.341	1.753	2.131	2.947	4.073
16	.128	.258	.392	.535	.690	.865	1.071	1.337	1.746	2.120	2.921	4.015
17	.128	.257	.392	.534	.689	.863	1.069	1.333	1.740	2.110	2.898	3.965
18	.127	.257	.392	.534	.688	.862	1.067	1.330	1.734	2.101	2.878	3.922
19	.127	.257	.391	.533	.688	.861	1.066	1.328	1.729	2.093	2.861	3.883
20	.127	.257	.391	.533	.687	.860	1.064	1.325	1.725	2.086	2.845	3.850
21	.127	.257	.391	.532	.686	.859	1.063	1.323	1.721	2.080	2.831	3.819
22	.127	.256	.390	.532	.686	.858	1.061	1.321	1.717	2.074	2.819	3.792
23	.127	.256	.390	.532	.685	.858	1.060	1.319	1.714	2.069	2.807	3.767
24	.127	.256	.390	.531	.685	.857	1.059	1.318	1.711	2.064	2.797	3.745
25	.127	.256	.390	.531	.684	.856	1.058	1.316	1.708	2.060	2.787	3.725
26	.127	.256	.390	.531	.684	.856	1.058	1.315	1.706	2.056	2.779	3.707
27	.127	.256	.389	.531	.684	.855	1.057	1.314	1.703	2.052	2.771	3.690
28	.127	.256	.389	.530	.683	.855	1.056	1.313	1.701	2.048	2.763	3.674
29	.127	.256	.389	.530	.683	.854	1.055	1.311	1.699	2.045	2.756	3.659
30	.127	.256	.389	.530	.683	.854	1.055	1.310	1.697	2.042	2.750	3.646
40	.126	.255	.388	.529	.681	.851	1.050	1.303	1.684	2.021	2.704	3.551
60	.126	.254	.387	.527	.679	.848	1.046	1.296	1.671	2.000	2.660	3.460
120	.126	.254	.386	.526	.677	.845	1.041	1.289	1.658	1.980	2.617	3.373
∞	.126	.253	.385	.524	.674	.842	1.036	1.282	1.645	1.960	2.576	3.291

上記の表で*P*は両側確率を示す．よって有意水準の0.05の両側検定および有意水準0.025の片側検定を行うときは*P* = 0.05の欄を見ればよい．

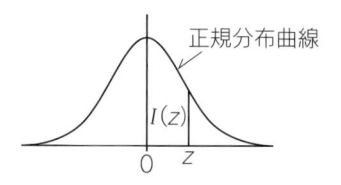

付表3　標準正規分布表

z	0	1	2	3	4	5	6	7	8	9
0.0	.000	.0040	.0080	.0120	.0160	.0199	.0239	.0279	.0319	.0359
0.1	.0398	.0438	.0478	.0517	.0557	.0596	.0636	.0675	.0714	.0754
0.2	.0793	.0832	.0871	.0910	.0948	.0987	.1026	.1064	.1103	.1141
0.3	.1179	.1217	.1255	.1293	.1331	.1368	.1406	.1443	.1480	.1517
0.4	.1554	.1591	.1628	.1664	.1700	.1736	.1772	.1808	.1844	.1879
0.5	.1915	.1950	.1985	.2019	.2054	.2088	.2123	.2157	.2190	.2224
0.6	.2258	.2291	.2324	.2357	.2389	.2422	.2454	.2486	.2518	.2549
0.7	.2580	.2612	.2642	.2673	.2704	.2734	.2764	.2794	.2823	.2852
0.8	.2881	.2910	.2939	.2967	.2996	.3023	.3051	.3078	.3106	.3133
0.9	.3159	.3186	.3212	.3238	.3264	.3289	.3315	.3340	.3365	.3389
1.0	.3413	.3438	.3461	.3485	.3508	.3531	.3554	.3577	.3599	.3621
1.1	.3643	.3665	.3686	.3708	.3729	.3749	.3770	.3790	.3810	.3830
1.2	.3849	.3869	.3888	.3907	.3925	.3944	.3962	.3980	.3997	.4015
1.3	.4032	.4049	.4066	.4082	.4099	.4115	.4131	.4147	.4162	.4177
1.4	.4192	.4207	.4222	.4236	.4251	.4265	.4279	.4292	.4306	.4319
1.5	.4332	.4345	.4357	.4370	.4382	.4394	.4406	.4418	.4429	.4441
1.6	.4452	.4463	.4474	.4484	.4495	.4505	.4515	.4525	.4535	.4545
1.7	.4554	.4564	.4573	.4582	.4591	.4599	.4608	.4616	.4625	.4633
1.8	.4641	.4649	.4656	.4664	.4671	.4678	.4686	.4693	.4699	.4706
1.9	.4713	.4719	.4726	.4732	.4738	.4744	.4750	.4756	.4761	.4767
2.0	.4772	.4778	.4783	.4788	.4793	.4798	.4803	.4808	.4812	.4817
2.1	.4821	.4826	.4830	.4834	.4838	.4842	.4846	.4850	.4854	.4857
2.2	.4861	.4864	.4868	.4871	.4875	.4878	.4881	.4884	.4887	.4890
2.3	.4893	.4896	.4898	.4901	.4904	.4906	.4909	.4911	.4913	.4916
2.4	.4918	.4920	.4922	.4925	.4927	.4929	.4931	.4932	.4934	.4936
2.5	.4938	.4940	.4941	.4943	.4945	.4946	.4948	.4949	.4951	.4952
2.6	.4953	.4955	.4956	.4957	.4959	.4960	.4961	.4962	.4963	.4964
2.7	.4965	.4966	.4967	.4968	.4969	.4970	.4971	.4972	.4973	.4974
2.8	.4974	.4975	.4976	.4977	.4977	.4978	.4979	.4979	.4980	.4981
2.9	.4981	.4982	.4982	.4983	.4984	.4984	.4985	.4985	.4986	.4986
3.0	.4987	.4987	.4987	.4988	.4988	.4989	.4989	.4989	.4990	.4990
3.1	.4990	.4991	.4991	.4991	.4992	.4992	.4992	.4992	.4993	.4993
3.2	.4993	.4993	.4994	.4994	.4994	.4994	.4994	.4995	.4995	.4995
3.3	.4995	.4995	.4995	.4996	.4996	.4996	.4996	.4996	.4996	.4997
3.4	.4997	.4997	.4997	.4997	.4997	.4997	.4997	.4997	.4997	.4998
3.5	.4998	.4998	.4998	.4998	.4998	.4998	.4998	.4998	.4998	.4998
3.6	.4998	.4998	.4999	.4999	.4999	.4999	.4999	.4999	.4999	.4999
3.7	.4999	.4999	.4999	.4999	.4999	.4999	.4999	.4999	.4999	.4999
3.8	.4999	.4999	.4999	.4999	.4999	.4999	.4999	.4999	.4999	.4999
3.9	.5000	.5000	.5000	.5000	.5000	.5000	.5000	.5000	.5000	.5000

表側が小数点1桁までの数，表頭が小数点2桁の数を表す．例えば$z=1.96$のときは，1.9（表側）と6（表頭）の交差する欄を読んで$I(z)=0.4750$（下線箇所）となる．

付表 4-1　F 分布表（5%点）（ϕ_1, ϕ_2：自由度）

ϕ_2 \ ϕ_1	1	2	3	4	5	6	7	8	9	10	12	15	20	24	30	40	60	120	∞
1	161	200	216	225	230	234	237	239	241	242	244	246	248	249	250	251	252	253	254
2	18.5	19.0	19.2	19.2	19.3	19.3	19.4	19.4	19.4	19.4	19.4	19.4	19.4	19.5	19.5	19.5	19.5	19.5	19.5
3	10.1	9.55	9.28	9.12	9.01	8.94	8.89	8.85	8.81	8.79	8.74	8.70	8.66	8.64	8.62	8.59	8.57	8.55	8.53
4	7.71	6.94	6.59	6.39	6.26	6.16	6.09	6.04	6.00	5.96	5.91	5.86	5.80	5.77	5.75	5.72	5.69	5.66	5.63
5	6.61	5.79	5.41	5.19	5.05	4.95	4.88	4.82	4.77	4.74	4.68	4.62	4.56	4.53	4.50	4.46	4.43	4.40	4.36
6	5.99	5.14	4.76	4.53	4.39	4.28	4.21	4.15	4.10	4.06	4.00	3.94	3.87	3.84	3.81	3.77	3.74	3.70	3.67
7	5.59	4.74	4.35	4.12	3.97	3.87	3.79	3.73	3.68	3.64	3.57	3.51	3.44	3.41	3.38	3.34	3.30	3.27	3.23
8	5.32	4.46	4.07	3.84	3.69	3.58	3.50	3.44	3.39	3.35	3.28	3.22	3.15	3.12	3.08	3.04	3.01	2.97	2.93
9	5.12	4.26	3.86	3.63	3.48	3.37	3.29	3.23	3.18	3.14	3.07	3.01	2.94	2.90	2.86	2.83	2.79	2.75	2.71
10	4.96	4.10	3.71	3.48	3.33	3.22	3.14	3.07	3.02	2.98	2.91	2.85	2.77	2.74	2.70	2.66	2.62	2.58	2.54
11	4.84	3.98	3.59	3.36	3.20	3.09	3.01	2.95	2.90	2.85	2.79	2.72	2.65	2.61	2.57	2.53	2.49	2.45	2.40
12	4.75	3.89	3.49	3.26	3.11	3.00	2.91	2.85	2.80	2.75	2.69	2.62	2.54	2.51	2.47	2.43	2.38	2.34	2.30
13	4.67	3.81	3.41	3.18	3.03	2.92	2.83	2.77	2.71	2.67	2.60	2.53	2.46	2.42	2.38	2.34	2.30	2.25	2.21
14	4.60	3.74	3.34	3.11	2.96	2.85	2.76	2.70	2.65	2.60	2.53	2.46	2.39	2.35	2.31	2.27	2.22	2.18	2.13
15	4.54	3.68	3.29	3.06	2.90	2.79	2.71	2.64	2.59	2.54	2.48	2.40	2.33	2.29	2.25	2.20	2.16	2.11	2.07
16	4.49	3.63	3.24	3.01	2.85	2.74	2.66	2.59	2.54	2.49	2.42	2.35	2.28	2.24	2.19	2.15	2.11	2.06	2.01
17	4.45	3.59	3.20	2.96	2.81	2.70	2.61	2.55	2.49	2.45	2.38	2.31	2.23	2.19	2.15	2.10	2.06	2.01	1.96
18	4.41	3.55	3.16	2.93	2.77	2.66	2.58	2.51	2.46	2.41	2.34	2.27	2.19	2.15	2.11	2.06	2.02	1.97	1.92
19	4.38	3.52	3.13	2.90	2.74	2.63	2.54	2.48	2.42	2.38	2.31	2.23	2.16	2.11	2.07	2.03	1.98	1.93	1.88
20	4.35	3.49	3.10	2.87	2.71	2.60	2.51	2.45	2.39	2.35	2.28	2.20	2.12	2.08	2.04	1.99	1.95	1.90	1.84
21	4.32	3.47	3.07	2.84	2.68	2.57	2.49	2.42	2.37	2.32	2.25	2.18	2.10	2.05	2.01	1.96	1.92	1.87	1.81
22	4.30	3.44	3.05	2.82	2.66	2.55	2.46	2.40	2.34	2.30	2.23	2.15	2.07	2.03	1.98	1.94	1.89	1.84	1.78
23	4.28	3.42	3.03	2.80	2.64	2.53	2.44	2.37	2.32	2.27	2.20	2.13	2.05	2.01	1.96	1.91	1.86	1.81	1.76
24	4.26	3.40	3.01	2.78	2.62	2.51	2.42	2.36	2.30	2.25	2.18	2.11	2.03	1.98	1.94	1.89	1.84	1.79	1.73
25	4.24	3.39	2.99	2.76	2.60	2.49	2.40	2.34	2.28	2.24	2.16	2.09	2.01	1.96	1.92	1.87	1.82	1.77	1.71
26	4.23	3.37	2.98	2.74	2.59	2.47	2.39	2.32	2.27	2.22	2.15	2.07	1.99	1.95	1.90	1.85	1.80	1.75	1.69
27	4.21	3.35	2.96	2.73	2.57	2.46	2.37	2.31	2.25	2.20	2.13	2.06	1.97	1.93	1.88	1.84	1.79	1.73	1.67
28	4.20	3.34	2.95	2.71	2.56	2.45	2.36	2.29	2.24	2.19	2.12	2.04	1.96	1.91	1.87	1.82	1.77	1.71	1.65
29	4.18	3.33	2.93	2.70	2.55	2.43	2.35	2.28	2.22	2.18	2.10	2.03	1.94	1.90	1.85	1.81	1.75	1.70	1.64
30	4.17	3.32	2.92	2.69	2.53	2.42	2.33	2.27	2.21	2.16	2.09	2.01	1.93	1.89	1.84	1.79	1.74	1.68	1.62
40	4.08	3.23	2.84	2.61	2.45	2.34	2.25	2.18	2.12	2.08	2.00	1.92	1.84	1.79	1.74	1.69	1.64	1.58	1.51
60	4.00	3.15	2.76	2.53	2.37	2.25	2.17	2.10	2.04	1.99	1.92	1.84	1.75	1.70	1.65	1.59	1.53	1.47	1.39
120	3.92	3.07	2.68	2.45	2.29	2.17	2.09	2.02	1.96	1.91	1.83	1.75	1.66	1.61	1.55	1.50	1.43	1.35	1.25
∞	3.84	3.00	2.60	2.37	2.21	2.10	2.01	1.94	1.88	1.83	1.75	1.67	1.57	1.52	1.46	1.39	1.32	1.22	1.00

付表 4-2　F 分布表（1%点）（ϕ_1, ϕ_2：自由度）

ϕ_2 \ ϕ_1	1	2	3	4	5	6	7	8	9	10	12	15	20	24	30	40	60	120	∞
1	4050	5000	5400	5620	5760	5860	5930	5980	6020	6060	6110	6160	6210	6230	6260	6290	6310	6340	6370
2	98.5	99.0	99.2	99.2	99.3	99.3	99.4	99.4	99.4	99.4	99.4	99.4	99.4	99.5	99.5	99.5	99.5	99.5	99.5
3	34.1	30.8	29.5	28.7	28.2	27.9	27.7	27.5	27.3	27.2	27.1	26.9	26.7	26.6	26.5	26.4	26.3	26.2	26.1
4	21.2	18.0	16.7	16.0	15.5	15.2	15.0	14.8	14.7	14.5	14.4	14.2	14.0	13.9	13.8	13.7	13.7	13.6	13.5
5	16.3	13.3	12.1	11.4	11.0	10.7	10.5	10.3	10.2	10.1	9.89	9.72	9.55	9.47	9.38	9.29	9.20	9.11	9.02
6	13.7	10.9	9.78	9.15	8.75	8.47	8.26	8.10	7.98	7.87	7.72	7.56	7.40	7.31	7.23	7.14	7.06	6.97	6.88
7	12.2	9.55	8.45	7.85	7.46	7.19	6.99	6.84	6.72	6.62	6.47	6.31	6.16	6.07	5.99	5.91	5.82	5.74	5.65
8	11.3	8.65	7.59	7.01	6.63	6.37	6.18	6.03	5.91	5.81	5.67	5.52	5.36	5.28	5.20	5.12	5.03	4.95	4.86
9	10.6	8.02	6.99	6.42	6.06	5.80	5.61	5.47	5.35	5.26	5.11	4.96	4.81	4.73	4.65	4.57	4.48	4.40	4.31
10	10.0	7.56	6.55	5.99	5.64	5.39	5.20	5.06	4.94	4.85	4.71	4.56	4.41	4.33	4.25	4.17	4.08	4.00	3.91
11	9.65	7.21	6.22	5.67	5.32	5.07	4.89	4.74	4.63	4.54	4.40	4.25	4.10	4.02	3.94	3.86	3.78	3.69	3.60
12	9.33	6.93	5.95	5.41	5.06	4.82	4.64	4.50	4.39	4.30	4.16	4.01	3.86	3.78	3.70	3.62	3.54	3.45	3.36
13	9.07	6.70	5.74	5.21	4.86	4.62	4.44	4.30	4.19	4.10	3.96	3.82	3.66	3.59	3.51	3.43	3.34	3.25	3.17
14	8.86	6.51	5.56	5.04	4.69	4.46	4.28	4.14	4.03	3.94	3.80	3.66	3.51	3.43	3.35	3.27	3.18	3.09	3.00
15	8.68	6.36	5.42	4.89	4.56	4.32	4.14	4.00	3.89	3.80	3.67	3.52	3.37	3.29	3.21	3.13	3.05	2.96	2.87
16	8.53	6.23	5.29	4.77	4.44	4.20	4.03	3.89	3.78	3.69	3.55	3.41	3.26	3.18	3.10	3.02	2.93	2.84	2.75
17	8.40	6.11	5.18	4.67	4.34	4.10	3.93	3.79	3.68	3.59	3.46	3.31	3.16	3.08	3.00	2.92	2.83	2.75	2.65
18	8.29	6.01	5.09	4.58	4.25	4.01	3.84	3.71	3.60	3.51	3.37	3.23	3.08	3.00	2.92	2.84	2.75	2.66	2.57
19	8.18	5.93	5.01	4.50	4.17	3.94	3.77	3.63	3.52	3.43	3.30	3.15	3.00	2.92	2.84	2.76	2.67	2.58	2.49
20	8.10	5.85	4.94	4.43	4.10	3.87	3.70	3.56	3.46	3.37	3.23	3.09	2.94	2.86	2.78	2.69	2.61	2.52	2.42
21	8.02	5.78	4.87	4.37	4.04	3.81	3.64	3.51	3.40	3.31	3.17	3.03	2.88	2.80	2.72	2.64	2.55	2.46	2.36
22	7.95	5.72	4.82	4.31	3.99	3.76	3.59	3.45	3.35	3.26	3.12	2.98	2.83	2.75	2.67	2.58	2.50	2.40	2.31
23	7.88	5.66	4.76	4.26	3.94	3.71	3.54	3.41	3.30	3.21	3.07	2.93	2.78	2.70	2.62	2.54	2.45	2.35	2.26
24	7.82	5.61	4.72	4.22	3.90	3.67	3.50	3.36	3.26	3.17	3.03	2.89	2.74	2.66	2.58	2.49	2.40	2.31	2.21
25	7.77	5.57	4.68	4.18	3.85	3.63	3.46	3.32	3.22	3.13	2.99	2.85	2.70	2.62	2.54	2.45	2.36	2.27	2.17
26	7.72	5.53	4.64	4.14	3.82	3.59	3.42	3.29	3.18	3.09	2.96	2.81	2.66	2.58	2.50	2.42	2.33	2.23	2.13
27	7.68	5.49	4.60	4.11	3.78	3.56	3.39	3.26	3.15	3.06	2.93	2.78	2.63	2.55	2.47	2.38	2.29	2.20	2.10
28	7.64	5.45	4.57	4.07	3.75	3.53	3.36	3.23	3.12	3.03	2.90	2.75	2.60	2.52	2.44	2.35	2.26	2.17	2.06
29	7.60	5.42	4.54	4.04	3.73	3.50	3.33	3.20	3.09	3.00	2.87	2.73	2.57	2.49	2.41	2.33	2.23	2.14	2.03
30	7.56	5.39	4.51	4.02	3.70	3.47	3.30	3.17	3.07	2.98	2.84	2.70	2.55	2.47	2.39	2.30	2.21	2.11	2.01
40	7.31	5.18	4.31	3.83	3.51	3.29	3.12	2.99	2.89	2.80	2.66	2.52	2.37	2.29	2.20	2.11	2.02	1.92	1.80
60	7.08	4.98	4.13	3.65	3.34	3.12	2.95	2.82	2.72	2.63	2.50	2.35	2.20	2.12	2.03	1.94	1.84	1.73	1.60
120	6.85	4.79	3.95	3.48	3.17	2.96	2.79	2.66	2.56	2.47	2.34	2.19	2.03	1.95	1.86	1.76	1.66	1.53	1.38
∞	6.63	4.61	3.78	3.32	3.02	2.80	2.64	2.51	2.41	2.32	2.18	2.04	1.88	1.79	1.70	1.59	1.47	1.32	1.00

索 引

索引

数字・欧文等

2×2表　42
2項選択法　66
2段抽出法　45
25パーセンタイル値　24
50パーセンタイル値　24
75パーセンタイル値　24
φ係数　42, 86
χ^2検定　104, 108, 128
χ^2値の計算式　104, 109, 128
χ^2分布表　102, 128
AVERAGE関数　21, 52, 81
BMI　6, 73, 88
CORREL関数　38, 123
Excel　47
F検定　118
F値の計算式　118
F分布表　102, 118
ID番号　70
m×n表　42
Mean　21
Median　21
MEDIAN関数　21
Mode　22
MODE関数　22
Old Old　29
population　43
Quartile　24
sample　43
sampling　43
Standard deviation　22
STDEV関数　23, 52, 81
STDEVP関数　23
SUM関数　52, 72
t検定　116, 119, 123, 125
T値の計算式　116, 119, 123, 125
T-得点　34
t分布表　102, 117
Welch法　122
Young Old　28
z検定　116, 118
Z値の計算式　118
Z-得点　32

あ

アクティブセル　47

い

イエーツの補正式　109
一元配置分散分析法　116
因果関係　38

う

ウェルチ法　122

え

エクセル　47
エクセル統計　107
エネルギー摂取量　37
エラー値　72
円グラフ　55

お

横断調査　64
オッズ比　131
帯グラフ　55

か

回帰　35
回帰直線　40
　──の図示　57
階級　27
拡張期血圧　29
仮説　100
仮説検証調査　62, 64
仮説検定　100
カテゴリー　2
下部四分位偏差　24
間隔尺度　3
観察単位　45
観察法　64
患者対照研究　131
関数　47
関連　35
関連係数　42, 86

き

危険因子　130

危険率　101
　──1%　101
　──5%　101
記述調査　62, 64
帰無仮説　100, 101
共分散　38

く

偶発事象　64
グラフウィザード　55
クラマーの関連係数　42
クラマーのφ係数　42
クロス集計　83
クロス集計表　12

け

形式を選択して貼り付け　54
軽症高血圧　29
ケース　68
血圧　29
検定　100

こ

効果判定　125
後期高齢者　28
高血圧　29
構成比　11
構成比率　11
交絡要因　115
コード化　70
コレステロール値　90

さ

再カテゴリー化　18, 79
最高血圧　29
最低血圧　29
最頻値　22
砂糖輸入量　91
散布図　35
散布度　22
サンプリング　43
サンプル　43

し

自計式　65

死産率 8
事実検索的調査 62
指数 10
四則演算子 47
下方向コピー 50
質的データ 2, 78
　　──のクロス集計 92
　　──の2変数間の関連 86
質問紙法 64
至適血圧 29
指標 64, 65
四分位数 24
四分位偏差 24
　　──による区分 34
死亡率 8, 89
尺度 2
自由回答法 66
集計表 65
集計要領 65
周産期死亡率 8
収縮期血圧 29
重症高血圧 29
従属人口指数 10
縦断調査 64
自由度 102
出産数 8
出生数 8
出生率 8
順序尺度 3, 5, 71
上部四分位偏差 24
情報 2, 4
人口指数 10
人口動態統計 8
新生児死亡率 8

す

数式 47
数量化 82
スタート番号 45

せ

正規分布 30
生産年齢人口 10, 28
正常血圧 29
正常高値血圧 29

正の相関 35, 41
性比 7
絶対セル 51
絶対零点 6
セル範囲の選択 50
セル番地 47
前期高齢者 28
全数調査 43, 64

そ

相関 35
相関行列 124
相関係数 38, 123
相関図 35, 57
相対危険 130
相対セル 50
相対度数 27

た

第1次標本 45
第1四分位 24
第2次標本 45
第2四分位 24
第3四分位 24
対応のある2標本の平均値の差
　の検定 125, 127
対応のない2標本の平均値の差
　の検定 118
代表値 21
対立仮説 100
他計式 65
多項選択法 66
多重比較検定 116
多段抽出法 45
単位あたり 8
単記法 66
単純集計 78
単純無作為抽出法 44

ち

チェック方法 72
置換 55
置換ダイアログボックス 55
中央値 21
抽出間隔 45

抽出単位 45
中等症高血圧 29
調査員説明会 68
調査手引き 67
調査票 70
調査目標 64

つ

追跡調査 130

て

適合度の検定 104, 108
でき死者数 91
データ 2, 4
　　──のチェック 72
データ置換 5, 57
データベース 68

と

等間隔抽出法 45
統計学 2
統計調査 62
統計表 102
統計量 102
等分散の検定 118
独立性の検定 108, 113
度数 27
度数分布表 27
　　──の作成 57

な

並び替え 76

に

二元配置分散分析法 116
乳児死亡率 8
妊産婦死亡率 8

ね

年少人口 10, 28
　　──指数 10

ひ

比 7
ピアソンの相関係数 38

引数　47
比尺度　4
ピポットテーブル　54, 81, 92
肥満　6, 37
肥満度　6
百分率　6
標準正規分布　32
標準正規分布表　103, 118
標準得点　32, 34
標準偏差　22, 31, 32
　　──による区分　34
　　──の図示　57
標本　43
標本抽出　43, 44
標本調査　43, 64
標本標準偏差　23, 26
標本平均と母平均の差の検定
　　116, 121
比率　6, 12
頻度　27
頻発事象　64

ふ

フィルハンドル　50
複数回答　15, 66, 70
2つの比率の差の検定　128
普通（肥満度）　6
ブック　47
負の相関　35, 41
不偏標準偏差　23
分散　23
分散分析法　116
分布の標準化　32

へ

平均値　21
　　──の検定　100
変曲点　31
偏差　23, 32
偏差値　34
変数　68
片側検定　103
変動係数　25

ほ

ポイント　88
棒グラフ　15
母集団　43
ポピュレーション　43
母標準偏差　23, 26

ま

マクネマーの検定　128, 129

み

右方向コピー　50

む

無作為抽出法　44

め

名義尺度　3
面接法　64

や

やせ　6

ゆ

有意　100, 104
有意差　103, 104
有意水準　101
有意抽出法　44
郵送法　65

り

リスク比　130
留置法　65
両側検定　103
量的データ　2, 86
　　──の平均値比較　97
　　──の2変数間の関連　89

る

累積相対度数　27
累積度数　27

れ

連記法　66

ろ

老年化指数　10
老年人口　10, 28
　　──指数　10

わ

ワークシート　47

【著者略歴】

宮城　重二（みやぎ しげじ）　保健学博士

1973年	琉球大学保健学部（現医学部）保健学科卒業
1975年	東京大学大学院医学系研究科修士課程（保健学専攻）修了
1978年	東京大学大学院医学系研究科博士課程（保健学専攻）修了
1978年	琉球大学保健学部助手
1991年	女子栄養大学栄養学部助教授
1997年	女子栄養大学栄養学部教授
2019年	女子栄養大学名誉教授
	現在に至る

主な著書　『日本一長寿県・沖縄に学ぶ健康長寿食』（共著，女子栄養大学出版部）
　　　　　『やさしい実践統計学』（光生館）
　　　　　『食と健康の文化人類学』（共著，学術図書出版社）
　　　　　『女性はなぜ長生きか』（講談社ブルーバックス）
　　　　　『健康管理概論』（共著，医歯薬出版）
　　　　　『健康教育』（共著，保健同人社）
　　　　　『健康管理論』（共著，建帛社）
　　　　　『健康・栄養・生活の統計学～データのまとめ方・使い方』（光生館）
　　　　　『新しい健康教育：理論と事例から学ぶ健康増進への道』（共著，保健同人社）

エクセル活用
コメディカル統計テキスト　　　ISBN978-4-263-24253-7

2009年10月20日　第1版第1刷発行
2019年 8月20日　第1版第9刷発行

著　者　宮　城　重　二
発行者　白　石　泰　夫
発行所　医歯薬出版株式会社
〒113-8612　東京都文京区本駒込1-7-10
TEL. (03) 5395-7628（編集）・7616（販売）
FAX. (03) 5395-7609（編集）・8563（販売）
https://www.ishiyaku.co.jp/
郵便振替番号 00190-5-13816

乱丁，落丁の際はお取り替えいたします．　　　　印刷・真興社／製本・愛千製本所
© Ishiyaku Publishers, Inc., 2009. Printed in Japan

本書の複製権・翻訳権・翻案権・上映権・譲渡権・貸与権・公衆送信権（送信可能化権を含む）・口述権は，医歯薬出版（株）が保有します．
本書を無断で複製する行為（コピー，スキャン，デジタルデータ化など）は，「私的使用のための複製」などの著作権法上の限られた例外を除き禁じられています．また私的使用に該当する場合であっても，請負業者等の第三者に依頼し上記の行為を行うことは違法となります．

JCOPY　<出版者著作権管理機構 委託出版物>
本書をコピーやスキャン等により複製される場合は，そのつど事前に出版者著作権管理機構（電話03-5244-5088, FAX 03-5244-5089, e-mail:info@jcopy.or.jp）の許諾を得てください．